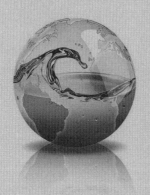

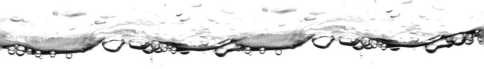

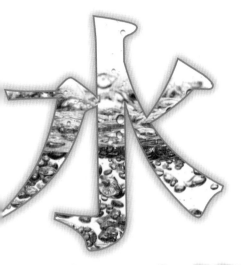

水

張明玉一 主編

是百藥之王

現代人要活到100歲,並不是夢想!
只要多喝好水,就能改善體質,消除百病……

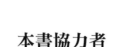

本書協力者

原著：**高橋由美子（第一部・水的奇蹟）**
　　　藥劑師、哲學博士、家庭醫學學會理事、曾任職於東京都老人綜合研究所，目前是HORISTIKU學會理事長。
　　　以東洋醫學為中心，在世界各地進行醫療並學習，有了這種體驗之後，她開始提倡「為了活出有活力的生命做規劃」，並以商業人士為對象，舉辦演講和電視評論，進而從事改變環境來了解生命的分析建議及指導工作⋯⋯

前言：**陳玉舜**
　　　國立中興大學博士
　　　消費者文教基金委員
　　　NSF（美國國家衛生基金會）
　　　國際認證主任稽核員
　　　前任弘光技術學院食品營養系主任
　　　現任技術合作處主任

主編：**張明玉（第二部・水素水　作者）**
　　　在日本完成大學教育，旅居日本多年，目前以小量翻譯為主，最大興趣是人文、生活類的著作編輯。

前　言

中興大學 陳玉舜博士

　　水是人體內主要的溶劑。當供應充足時，常會被人們忽視，但一旦缺乏時又是覺得非常需要，因此，常被稱之為「被遺忘之營養素」。

　　人體對水之需要，僅次於對氧者。人可以幾個星期不吃飯，但幾天內沒有水的供應就會死亡。人體中所含的水分如減少10%，即處於危險狀態；減少20%即會死，因此水的角色是非常重要的。

　　水充滿在細胞內及細胞間，提供礦物質、維生素、胺基酸、醣類及其他營養素，亦幫助人體內微分子、蛋白質和肝醣之結構組成，也是在消化、吸收、運輸及利用營養素的過程中扮演重要的角色。諸如(1)水是穩定的最佳溶劑，(2)水有極大的吸熱力可調節體溫，(3)水具潤滑作用，(4)水能輕度解離為H^+及OH^-，(5)水有很大的表面張力，(6)水為所有生化作用之介質。

　　如此重要的水，其水質之優劣對人體之影響更不在話下，值得我們去重視。

一、水之重要性

水在人體中為最多之化合物，約佔體重的75%，其對人體內的功能非常多且居重要角色。所有的生物反應皆發生在水中，且水本身也參與其中。生物體內不能沒有水，當人體內液體（水）的流失佔體重的1～2%，則稱為「慢性輕微脫水」即會影響人體的健康，而補充水分並不是現代環境污染下的水可替代的。我們應真正了解人體內所需要的水及其在體內所扮演的重要角色，才能慎重選擇「良質的水」作為人體所補充水分之對象。

水分在人體中所扮演角色之功能甚多，諸如由食物中消化分解之營養成分的溶解、吸收及體內代謝產物與毒素之排除等等，均擔負著重要工作。試想，若人體或動植物體之水分過少，其體內細胞之活性降低及新陳代謝作用減少（緩），且其生化反應包括酵素作用及能量物質之傳遞均受到限制，此現象均受到水分（即介質）之存在所影響。

既然水分在人體中所扮演的角色是如此的重要，那麼其（水分）在人體中所產生之功能則受到水質好壞而有不同程度之影響。如市面所見到之水，大致分為地下（天然）水、蒸餾水、逆滲透水及家喻戶曉之過濾水，與市面上不同來源之桶裝水。唯國內水、空氣、土壤污染嚴重，包括農藥、工業廢液、酸雨、殺蟲劑及工業與家庭清潔用之化學藥劑等，直接或間接造成水質之污

染。而此種污染該如何去除及何種水才是人類可飲用之水，此問題正困擾著現代人的生活。眾所皆知，水中殘留之氯在加熱過程易形成三氯甲烷之致癌物，南部地下水中發現五氯酚，其毒害高過三氯甲烷數倍之多。記憶猶新的是八十九年六月彰化、王功等地出現百人以上之集體食物中毒，其因與水源污染息息相關。上述均未提及對人體健康長期影響之重金屬（如鉛、鎘、汞等等）及環境中有害物質滲入水中而移至人體內，而有關此方面之影響，皆是我們生活當中所必須關心，且如何避免這些毒害，透過水進入人體，是當前不可忽視之問題。

二、水之能量

能量醫學是近代醫學的主流，亦是未來生物醫學及科技發展的重點，其對人體之影響主要是藉能量（或磁場）來改善，促進人體的健康，而此方面之研究大致停留在初步試驗即藉能量由外而內導入人體，其改善效果是有限的，因此很多學者專家藉著磁場將能量導入水中，即所謂「能量水」，功用可使水分子團由大變小，且具有活性，在體內細胞能快速進出，不但提供快速營養成分之吸收，並加速體內有害物質之排出，對體內新陳代謝有促進作用。「能量水」所具有之能量即人體中去自由基（人體老化及慢性病因子）之最佳原動力，不但能保健且能預防人體受外界環境污染之入侵或加速排出體外。此類之水質在市面上甚少提

到。在未來人類保健意識抬頭日漸成形。「能量水」將是不可或缺之飲用水，若能提早使用，對促進人體健康更具顯著效果。

三、水質之演變

☞ 過去的水

在工商業未發達之前即農業時代，無論國內及國外所處之地理環境非常純淨且無污染，尤其是農作物並不須靠農藥來防治病蟲害，亦沒有汽、機車排放廢氣及工廠化學藥品等污染源。當時所使用之地下水、礦泉水、井水等亦不須添加氯來消毒，此類水質對當時人體所需補充之水可說是恰到好處。就好像台灣早期埔里地區流傳一句話「好山好水出美女」，意謂著沒有污染的空氣及純淨的水造就出健康活潑之美女。為何會有如此之結果，分析其原因，大致分為下列幾點：

1. 人體所需的水並不是一般所稱之蒸餾水，即無任何礦物質之純水，亦不是市面上所流傳之逆滲透水或電解水，應該來自純淨山區經礦物層所過濾並含有人體所需礦物質之天然水才是人體所需之水質。

2. 人體所需的水，並不須添加任何消毒劑，因此類化學藥劑之殘留對人體反而造成傷害。

3. 人體所需的水，是具有大自然磁場所賦予能量之磁化水，不但能提供人體所需之礦物質（元素）並藉著能量之存在於人體

中產生共振，加速體內陳新代謝。

4. 人體所需的水，是較一般水具更小分子團之水，且具與人體相近之能量，能促進體內細胞活化。由另一角度而言，因其水分子團小能快速進入人體細胞，無論提供營養素（維生素、礦物質等）及毒素之排除，均有明顯之功效。

☞ 現代的水

台灣的經濟成長是一種奇蹟，但水質的污染亦創造另種奇蹟，市面上才會有如此琳琅滿目之不同品牌的飲用水，由此可知，國人對飲用水之重視。但國人對良好之水質定義尚未清楚，只知將飲用水中之有害物質去除就認定為良質水，例如市面上的純水、蒸餾水、逆滲透水，其水中之物質幾乎較天然水（良質水）為低且甚至趨近於無。其實不然，因為人體補充水分除了水以外，尚須包括平衡人體電解質之礦物質，若為了去除有害物質把到人體所需之成分亦去除，長期飲用造人體體液無法平衡而影響健康。

現代的水有如此可怕嗎？

您可就下列幾點去思考及未來因應之道。

1. 國內年來發現地底下（土中）之蚯蚓罹患「小兒麻痺」，其症狀為頭部大尾部小，探究其原因是受到水、空氣、土壤污染造成有害物質入侵大自然之生物，整個生態環境亦是「動態惡化」之現象，諸如螢火蟲不再發光，人體免疫系統持續下降，人

類不孕症現象日漸明顯等等，均直接、間接與現代水質有密切關係。

　　2. 人類隨著醫藥之進步，但出現慢性病及癌症之頻率亦隨著提高，其實此現象突顯預防醫學之重要性，而如何達到預防之目的，即須從人體大部分（約75%）之物質——水質去改善，讓人體能回到過去與大自然結合，並由水中得到大地磁場能量及人體所需之礦物質才能有效去除慢性病之根源——自由基，使人類健康得到改善。

☞ 未來的水

　　如何使人類能夠快樂、健康地邁向二十一世紀，當然是保有一顆與大自然結合的心，即生活在無污染的環境，人體自然健康，有健康即有財富，有財富能推己及人，如此良性循環，生活品質自然是無庸置疑。重要的是，如何生活在無污染的環境，在工商業發達的時，尤其是已開發國家，各項科技產業推動發展迅速，造成周邊產業間接、直接對環境產生污染。如此應如何應對，我個人淺見，只有把自己融入在無污染像以往農業時代所處之環境中才能保有健康，其方法唯有藉著人體百分之七十五的水分，換成無污染且具磁場能量，及人體需要之礦物質的良質水，作為人體所處之無污染環境。

目　錄

第一部　水的奇蹟

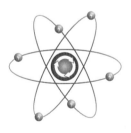

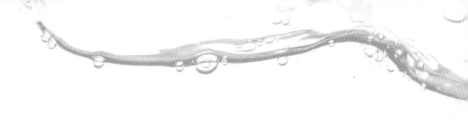

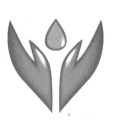

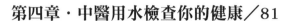

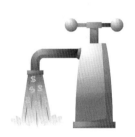

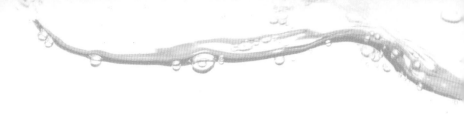

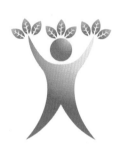

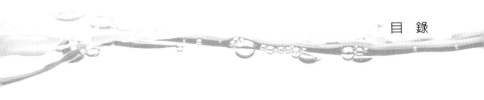

第二部　水素水

第一章‧水是生命的源頭／176

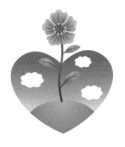

15

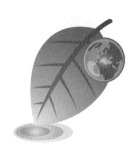

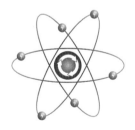

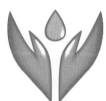

第一部

水的奇蹟

序章 Chapter ·

人體約75%都是水

- ■掌握生命關鍵的「水」
- ■現代科學難以揭開之謎
- ■為什麼蕃茄會成為蕃茄呢？
- ■新時代者由整體的領域探討生命
- ■水擁有記憶，能夠複製
- ■地球的水瀕臨危機
- ■人體是一個小宇宙
- ■你是由「水」所組成的

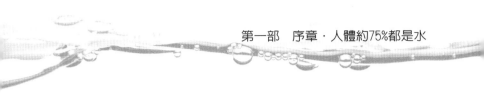

掌握生命關鍵的「水」

地球被稱為水星。

水是孕育生命的起源。

以太陽系為例，從內側的水星至冥王星為例，也有一些和地球的空氣不同，命名為「大氣」的氣體。太陽光線也會照射到最外圍的冥王星。

不過，水以「氣體、液體、固體」三種形態而存在的，只有在地球而已。因此，只有在地球上才有生命的存在。

在數十億星球中，以這型態而存在的水的天體，除了地球以外，再也沒有其他星球。當然，太空人登陸月球、火星到現在為止，還沒有發現任何原始的微生物。

也許，掌握生命的關鍵就在於水吧！

本書即探討水的神奇、神祕與不可思議的力量！

現代科學難以揭開之謎

　　首先，在此為各位敘述數個頗耐人尋味的事項。也許，我們在不久的將來就能解開這個謎題，但是這是與生命之謎有關的事項，在此希望各位好好地加以考慮。

　　第一項是一九六三年時，蘇俄的生物學家艾德瓦德‧那莫夫博士所進行的實驗。首先，將母兔和數隻小兔子分別帶到不同的地方，把母兔帶回俄羅斯本土的研究所去飼養，小兔子則由潛艇帶到遙遠的海中。藉此測定母兔的腦波所產生的生理變化。

　　在遙遠的海中，殺死一隻在潛水艇內的小兔子。這時，在陸地上的母兔很明顯地產生了大腦的生理反應。這究竟是怎麼回事？真令人百思不解？

　　同樣在人類身上，也會發生類似的情況。像突然「胸口產生悸動感」或不祥之感等，一旦骨肉至親傷亡，就會發生這種難以解釋的體驗。

　　相信很多人都有這種親身體驗，然而這卻是現代科學無法說明的事實。為什麼在兔子和人類身上會發生這種事情呢？

　　這是第一個難以解釋的謎。

第二個則是以「第一百隻猴子」為題所做的研究。

在日本九州東岸的幸島，一隻革新的猴子做了一件意想不到的事。牠在吃甘藷之前，先用海水洗乾淨了再吃，這是以前猴群從未做過的事。其他猴子看到這情況，也洗了甘藷再吃。

這新的習慣逐漸地傳開來，結果到了第一百隻猴子時，發生了驚人的事情。

那就是在其他島上的猴子，也開始洗甘藷了！這就像是在很久以前，就已經做過的事一樣，所有的猴子都用海水洗甘藷來吃。在無法互通音訊的島與島之間，不知道這些猴子是用什麼方法來傳達訊息的。

難道超過了一百隻，是從量的變化轉為質的變化的一種轉變嗎？像食鹽等在某種條件下會溶於水，其量超過臨界點以後，會變得無法溶於水而結晶化的事實一樣。猴子的「精神」世界中，似乎也發生了這種類似的狀況。

當然，也許還有很多人也曾有過「以心傳心」的經驗。

有時候，想要打電話連絡久未曾有音訊往來的朋友，沒想到就在這時候，突然接到了對方的來電，這種巧合也會讓自己大吃一驚吧！

這就像是「當你對別人抱持著好感時，別人也會對你抱持著好感。當你不喜歡對方時，別人對你想必也會有相同的想法。」基於這個心理原理，可以作為與他人相處的實踐法。

為什麼蕃茄會成為蕃茄呢？

第三項謎，希望大家能以下述的例子一併探討。

試著把一顆種子埋在泥土中，不論是蕃茄、牽牛花或菩提樹似的樹木都可以，把自己所喜歡的種子埋在泥裡。

亞熱帶的土地很適合植物的生長，種子只要埋進土裡，一定會發芽、生根，長出莖葉來，開花結果。這是為什麼呢？

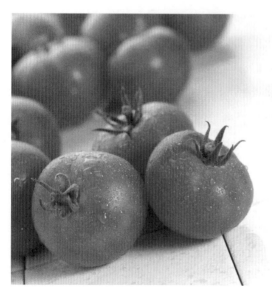

這不是科學家所能說明的成份或構造式。為什麼生命會如此產生呢？這是一個既簡單又複雜的問題。

日本科學家野澤重雄先生所說的話，卻會令我們改觀。

「如你對待植物的心理，會左右其長

成結實的情況。」他如此說道。

　　一粒普通的蕃茄種子，都會成長為結一萬二千顆果實的巨木，這的確是一個耐人尋味的實驗。如果你以「蕃茄這植物的種子具有無限伸展的力量」的態度來對待種子，它似乎也會產生反應。總之，只要擁有充分的信念，一粒種子的背後也具有成為巨木的巨大生命力。

　　當然，野澤先生所產生的信念有一大前提，這是植基於他對自然法則的真與執著，累積了二十五年的研究，使他對宇宙不變的真理抱著無限的敬意，才能夠產生如此堅定的信念。

新時代者由整體的領域探討生命

　　以上提出了三項疑問。事實上，提出這些疑問的都是科學家，而其他人以這些事項和自己的經驗相對照，大概也會覺得真有其事，而同意他們的看法。這一類「走在科學最尖端」的人，正與日俱增。

　　例如：現在有新科學潮流。這其中，包括前述猴子的研究者，即寫下《生命潮流》一書的Ｌ・瓦特生，這些人的共通點是「挖根刨柢」，不會侷限於植物學和實驗心理學等狹窄的領域

中，同時還學習哲學、心理學、生物學與精神界的大範圍內。換言之，會就整體的問題來探討生命到底是什麼。

他們並不是把前述的三項事當作疑問來探討，而將之視為理所當然的事項來研究。

但是，以往侷限於系統科學範圍內來考慮的人，卻會認為這是不可能的事，這是非科學的。現在，兩者之間的距離，已經愈來愈遠了。

以整體來考量生命的人，稱之為「新時代者」。當然，時代指的並非年齡，而是始於二十世紀六〇年代，發展於七〇年代，八〇年代產生決定性變化的時代潮流，而能夠自覺到自己的使命的人。美國或歐洲等地，各個領域中都有「新時代者」的出現。

也許，科學與技術喪失了某些存在價值，而「宇宙真理」也有值得重新評估之處，想必這個時代即將來臨了。

水擁有記憶，能夠複製

當我們深入探討三項疑問時，不禁會考慮到生命的一種「共鳴現象」。這現象亦可稱之為「共生」，是以水為媒介而發揮作用的。稍後，再深入探討這一點。在此，先介紹一個能作為啟示

的一段軼事。

最近，美國曾進行有關水的研究。

生化研究所的李·H·洛連欽博士以水當作複製的觸媒，成功地完成了實驗。例如：要製造止痛藥時，透過特殊的機械在水中進行「複製」。結果，其外觀和味道與普通的水一樣，成功地製造出「止痛水」。以這水取代藥物，就能夠消除疼痛。

另外，還進行了各種實驗。以長壽著名的高加索高原山區，經常使用的酸乳酪，有數十種菌類，「複製」酸乳酪，就形成了「長壽水」。另外，「複製」能提高車輛引擎燃燒效率的化合物，製造出了能提高引擎力量的水。

這是一連串令人感到驚奇的實驗，其中的道理雖不得而知，卻能考慮出以下的假設。水具有記憶物體振動的特性，也就是「分子運動」來進行記憶，這振動擴及人體細胞內的水中，進行複製，就能夠產生痛或長壽的效果了。關於這方面的研究，日本稱之為「π水」，受到眾人的矚目。

本書所要探討的，即以往未曾為人所注意的水的功用、人體內水的功用、環境與人體和水的相關性，能夠治療疾病、有益健康、保持美容的水的功用等，這些全是本書所要探討的課題。難道讀者不覺得前述所列舉的三項疑問也和水有關嗎？

地球的水瀕臨危機

有水星之稱的地球，在地球上所有的東西都含有水，是具有此項特徵的天體。平常若無其事所使用的溫度，也是以水為基準。水會凍結的溫度為攝氏零度，稱為沸點而氣化的溫度，則是攝氏一百度。

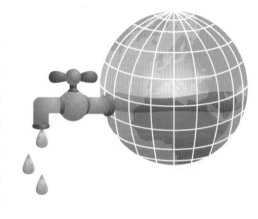

但是，這原本具有氣味良質水的水星地球，卻面臨了危機。最近，從大眾媒體上經常可以看到的，就是地球環境污染、工業污染的問題。

例如：日常所使用的物質，如二氯、二氟甲烷的堆積，使臭氧層遭到了破壞。這是人類史上，也可以說是地球史上初次面臨的危機。

此外，還有酸雨。引起化學變化，有如硫酸似的雨，對樹木

造成了很大的損害。這也是汽車所排放的廢氣，與工廠所排放的污染空氣與廢水等蓄積所產生的公害。這些公害對地球的水質而言，也是一大戕害，是相當可怕的現象。此外，地球所面臨的危機，還包括放射性物質、化學工場的地下水污染、危險的「垃圾」丟棄在海洋之中的問題等。

在此，我們冷靜地考慮一下，會發現在這些危機中，存在著以往未曾發現，至少兩個的共通特徵。

首先、對人類及所有生物不可或缺的臭氧、氧、水等物質，地球大規模的遭受到破壞，不只是一、兩個人的問題，它已威脅到全人類的生存。

第二、其造成原因與近代社會的人類有關。

換言之，不管你是有心無意，近代社會的所有人類都是加害者。在這享受「文明恩惠」的社會系統當中，即使是非常關心環境污染問題的人，或多或少也站在加害者的立場。而不注意這些問題的人，自然在不知不覺當中，成為更可怕的加害者。可是，這些人同時也是被害者，因此惡性循環，成為可怕的構圖。

不管是第一個問題或是第二個問題，就整體而言，不光是出現於某一區域的公害也是它的特徵。因此，要解決、預防這種危機，不是說一個人不使用二氯、二氟甲烷，或一個國家制定排放廢氣規則就可以的了。這麼做根本追不上地球遭受破壞的速度，也是無濟於事。光靠這些細微的方法，並非根本治療之道。一定要地球整體配合，大範圍、大規模地進行才可以。

至少在使用二氯、二氟甲烷方面，世界各國都已開始限制用量，但在其他問題上，由於各大國之間各有各的經濟因素考量，因此很難達成共識。

人體是一個小宇宙

　　事實上，對人體而言，也是同樣的道理。人體是一個小宇宙。忽略整個小宇宙而任意行事者，何其多也！

　　以疾病來說，頭痛的話，只想到是腦袋的毛病。腳上得了香港腳，一味地塗抹藥膏殺死黴菌。罹患糖尿病，只是靠著胰島素調節，期使血糖值下降。而高血壓患者，也只能每天服用降壓藥物來控制病情。

　　這種對症療法只是局部的作用，只能「頭痛醫頭，腳痛醫腳」。「真的就是這樣了嗎？」相信有此疑問的人必定不少。而中藥風潮逐漸興盛，正暴露了這種疑問與不安。

　　最重要的是，人體和地球一樣，必須就整體來考慮。不能只就各部分分開來看，必須從根本來解決、看待這個問題。像癌症、成人病等現代病，來勢洶洶，我們以前那種局部治療的想法，已不足以應付這一切了。

你是由「水」所組成的

　　由此可知，水非常的重要。地球上的生物，生命起源於海。從生命的歷史來看，人類血液成分和海水有共通點，受精卵的90%、胎盤血液的80%、羊水的100%都是水，就胎兒在水中成長這一點來看，不難明白水和人類有非常密切的關係，相信各位都了解這一點。

　　人體和水密不可分。不單是飲水，連身體的組成、構造也和水有關係。例如，正在閱讀本書的你，體內75%都是水。人類的中樞——腦，90%也是水。這一點還望各位牢記於心。

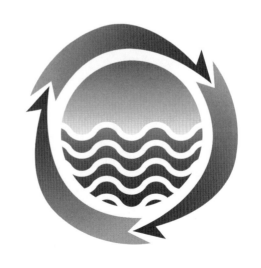

　　先前和各位介紹的三項「疑問」，現在就要解開謎題了。現在是超越以

往的科學成就的時代，堪稱為新科學時代。在新潮流中，掌握一大關鍵的就是水。本書要從各個角度，來掌握水的效能與祕密。

尤其是你不能不知的身體與水的關聯，亦即「生命與水」的奧妙，我們也必須要加以探討。

如果完全不喝水，人類一般無法存活超過三天，這是很多人都知道的事實。由此可知，生命與水有直接、重要的關係，但很多人仍然漠不關心。你如此不關心的水，卻支配著你的生命與健康，你還能毫不在意嗎？

水不是特殊的藥品，也不是珍貴的食品。看似理所當然的存在，卻掌握著一切。生命的祕密，就在你腳下的水。

也許，要使自己的身體更健康，以及人生更美好的關鍵，就在於使「水」更美好吧？

也就是說，所謂的生命力、直覺、靈感，可能都是靠著水的好壞來決定的！

「水」為何物？

沒有比水更神奇的物質

　　水，到底是什麼？

　　無味無色、透明的「水」，就在我們的身邊，隨時垂手可得。就這麼存在著的液體——水。當別人問起「水是什麼？」時，你可能瞠目以對，回答不出來。

　　然而，水並不只是單純的液體而已。如果你以為H_2O這化學名詞便能代表所有的水，那你就錯了。像HDO、D_2O等，就是稍有變化的「水」。此外，同樣是以H_2O來表示的水，還分成48種呢！很神奇吧！

　　有些水不會使釘子生鏽。也有在攝氏零下七〇度不會凍結的水。還有能治病的水。能讓人變美麗的水。

　　有重水、有輕水、有活水、有死水。水似乎擁有「記憶」。可以說，沒有比水更神奇的液體了！

「山明水秀之國」今何在？

有人說：「安全和水是免費的。」原本應該如此的水，近年來卻有了變化。科學雜誌以「水」做專題報導，探討水問題的書也出版了不少，甚至成立了「水博物館」。

「飲水健康法」逐漸成為風潮，礦泉水日益受人歡迎。

礦泉水暢銷大概也是這近十幾年內的事情。而且，銷售量節節高升，急遽成長。

「水」成為商品，各廠商也展開市場爭奪戰。大家不斷找尋良質水源地，因而引起一些紛爭。

礦泉水蔚為風潮的背景，如美食傾向、多樣化路線等原因有關。不過，最大的原因是我們的水不能喝了。

素有「山明水秀之國」稱譽的日本，如今不復見往日風景。水污染的情形相當嚴重，在都會地區更是慘不忍睹。以這點來說，似乎是到達致命的狀態。像前幾年日本東京的自來水，居然檢查出含有致癌物質，真是教人吃驚。由於IC工廠的污染，使得一些良質水源地都受到破壞了。

成為「藥」與「美容」的水

令人驚訝的是，使用礦泉水最多的竟然是日本料理店。日本料理素有「水料理」之稱，因為它原本就常用到水，靠水來決定味道的好壞。由於自來水不堪使用，故以礦泉水代替。事情竟然嚴重到這個地步！

此外，還有一些拉麵店老板宣稱，「本店是使用○○縣的名水來煮麵的。」所謂「名水」就是良質的山泉水。

在講究美食的潮流中，選擇礦泉水除了有安全性的考量外，也是為了美味之故。礦泉水和自來水不同，能予人清洌、爽口之感。不過，以美味水來烹飪，除了水很重要，素材的選擇也佔有舉足輕重的位置。

有的人是基於健康上的理由來選擇飲用水。某位水的研究專家曾說過：「沒有比水更好的藥物了。喝水早已被鄭重宣布為美容方法之一了。」

在美國，「水」在美容法中也受到重視。

針對一百名知名美女進行問卷調查，發現她們共通的美容法正是「喝好水」。

　　法國著名演員伊莎・貝爾娜在被問及她的肌膚是如何保持年輕的訣竅時，她回答說：「人和鮮花一樣，都需要活水滋潤。」

　　此外，在健身中心做完韻律體操以後，教練也會教大口喝好水的健康法，這在世界各國也都很流行。

　　水，使人美麗也使人擁有健康。基於各種要因，「水」竟成為風潮、商品。它的祕密究竟是在何處呢？

治療各種疾病

　　日本神戶誠仁會協和醫院河村宗典院長，自一九八五年開始，展現了劃時代的水治療的效果。他就在醫院的走廊下設置裝有水分子較小的飲水設備，讓患者自由飲用。飯菜也加入電解水一起烹調，結果，吃起來相當美味。

　　最明顯的效果便是，患者們排便順暢。連患有便秘宿疾的人，也治好了便秘，糞便的惡臭也逐漸消失。

　　一般來講，病人的糞便都很臭。尤其是癌症、糖尿病、白血病、風濕、痛風等患者的糞便，具有惡臭，有人形容成「像魚內臟腐爛一樣的臭味」。光是聞臭味，便知此人生病了。

　　在這，為各位介紹一個應用於治療的顯著例子。有位五十四

歲男性，是糖尿病重症患者。他也是該醫院的職員，十年來血糖一直降不下來都保持在250左右（正常值100），服用藥物或藉助飲食療法，都無法獲改善。後來，藉著喝小分子的水，兩個禮拜以後，血糖值就開始下降，此後，除了暴飲暴食的第二天之外，血糖值一直保持得很正常。

還有，一位腳壞疽（肉腐爛）嚴重的患者，也是藉著改變飲水而痊癒了。需要進行手術的嚴重胃潰瘍，一邊併用藥物，一邊大量飲水，一個月後完全治癒。此外，使用酸性離子水，也有治療嚴重香港腳的例子。

提倡電解水治療的林秀光先生曾經說過：「沒有查覺使用水這種相當簡單的方法，實在是令人不解。對於患者，我感到非常抱歉。」

除了這家醫院以外，其他各國也曾進行水治療的研究。

例如美國的達馬迪安這位研究者，發現癌細胞與正常細胞的水的構造完全不同。正常細胞中，水分子排列整齊、安定，癌細胞的水分子不穩定，經常變動。事實上，他認為可能是水的紊亂而導致癌症發生。

此外，美國猶他大學客座教授全武植先生（韓國科學院），也實際證明了對人類的宿敵——癌症的治療，水是一種相當有效的武器。

長壽村的祕密在於「水」？

為各位介紹一下我的經驗。某位癌症末期患者，當我把岡山縣的「良質水」又稱生命活水送給他喝時，原本連水也無法通過喉嚨的他，竟然大口大口地喝水。原本診斷他只能再活幾天，沒想到又多活了數月。很遺憾的，最後他還是死了，但是，當我前往祭拜時，「那位女士就是『送水』的人呢！」引起了不小的騷動，令我非常不好意思！

總之，某種水具有治療癌症的效果，至少有延命效果，這是擺在眼前的事實。關於這一點，稍後再詳加討論。

此外，美國也有報告指出，在高血壓、心臟病的治療上使用水。今後，水會帶來更大的希望。俄羅斯的科學家也進行了水醫學的研究。

不只是疾病的治療，所謂「不老長壽」，和水也有密不可分的關係。南美的安地斯山中、俄羅斯的高加索地方、日本的岡原村等，成為「長壽村」的祕密之一，就在於他們的用水。不單用於飲用，洗澡、洗衣、料理全都使用當地的水。看來，關鍵就在於好水。

關於長壽村的研究，目前還在發展當中，以岡原村的水為例，含有微量礦物質、天然鐳等。鐳溫泉、天然鐳療法等，都是找尋長壽祕密的鑰匙之一。

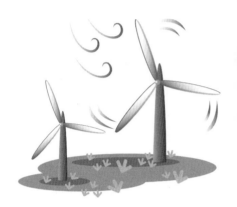

日本電子的松下和弘先生就此進行NMR（核磁共振）的測試以後，發現水分子集團相當的小。後來介紹的良質水，水分子更小，只有77.8%赫茲。關於它和健康的關係，今後會再詳加研究。

還有一點，附近的美軍基地也使用同樣的水，結果，水槽完全不會腐爛、生鏽。而日本的火力發電廠使用「磁化活水」後，鍋爐也不會再腐爛，水展現了良好的成果。

生命意義完全改觀的想法

關於長壽村的水，我要強調一點，住在這些地區的人，都是在自然中生活。攝取自然的食物、呼吸自然的空氣、飲用自然的

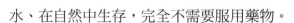

水、在自然中生存，完全不需要服用藥物。

也就是說，在大自然中成長，對於維持包括人在內的生物的健康，是最重要的。

經常有人問我：「這麼特別的水，要喝幾杯才夠呢？是飯後喝還是兩餐之間喝？」

這很明顯是把水錯當成「藥物」的想法。似乎認定這只是對糖尿病等特定疾病有效，然而，根本的問題不在於此。佔人體75%的水，必須完全替換成良質水，才能夠治癒疾病。

水和人類整體都有關係，和人類的生存、生活的方式都有關。它並不是在限定的範圍內才有效的特效藥。以往我會不斷提醒各位這點，還盼大家明白才好。要使用水來殺死自己或挽救生命，關鍵在於你。

再者，自然的山泉水流動順暢，帶有宇宙的磁氣，對人體而言，吸收、排泄都會很順利。

不是「普通的水」

在這兒，我們來研究一下水的「性質」及「構造」。

水是什麼？從這問題可以找到答案，也可以當作探討人體與

41

水的關係的預備知識。

　　水是由二個氫原子、一個氧原子結合而成，化學分子式為H_2O的化合物。在地球上，是屬於穩定性較高且常見的化合物。這一點相信大家都知道。

　　然而，它並不是「普通的水」。各自有不同的地方，這才是真正的水。所以，飲用什麼樣的水就變得非常重要了。

　　大家一定覺得意外吧！看似一模一樣、無色透明的水，竟然還具有各自不同的個性！

　　就化學觀點而言，調查水分子「同位元素」的比例時，發現都是不同種類的水。H_2O這種化合物的種類，共有48種。當中，存在自然界的有18種。雖說是平凡的水，也具有如此多的種類，而且是各自由不同比例集合而成的水。

　　例如，某種水蒸發以後，這種水中含有氚這種氫的同位元素（簡單的說，氚是以人為方法製成的與氫有同樣的放射性同位素）。池水與山上小河的流水相比，含有較多氚這種氫的同位元素。冰融化而成的水與形成冰的水相比，氧和氫的量也會產生微妙的變化。

　　調查以長壽村聞名的高加索地方的冰河所融解出來的水後，發現有「重水」之稱的「$D_{12}O_{16}$」，比之其他河川少了7公克，相反的，由「重氧」形成的水（H_2O_{18}）多了23%公克。

　　不過，水的個性不同，不完全是由同位元素不同而造成的。在自然界中，水的個性創造了「水的歷史」。

地球上任何一個地方、任何一個時期的水，水中的礦物質和磁氣都會不同。

就好像每個人都有自己獨特的臉一樣，水也不會完全相同。因此，「喝哪一種水」才是最重要的。

絕妙的水

擁有不同個性的水，其實構造非常簡單，穩定性也很高。而且分子形態相當單純，只是氫與氧的結合而已。

不具特殊的性質，也不會產生怪異的反應。在無數的化合物當中，是屬於很平凡的存在。

這樣的水，對人類及地球上所有生物而言，竟是無可替代之物，其理由何在呢？

關於這一點，我想各位也有一點明白了，總之，水是在「平凡」的化合物當中，非常絕妙地存在著。

以化學而言，它在平凡中也別有一番滋味。

首先，它很容易溶解在各種成分中。因為本身是「無」，係無色透明之物，故能接受其他物質。此外，也容易儲存熱量。具有適度的黏性、黏氣。在常溫下是液體，非常安定，沒有特別的

色澤及味道。

因為這點，符合化學的標準，而且，由於它絕妙、平凡，所以很好處理。

水的這些性質，卻成為無可替代的存在著的理由。接著，我們由生命活動的觀點，來探討水容易溶解各種物質的特性。

以動物為例，血液這種珍貴的成分，藉著溶解其中的「水」而能夠循環。血液的98%都是水。換言之，在水中溶解出對人體必要的成分，就是血液。

血液中的水，一公升中大約溶有80種70～80公克的蛋白質。而這當中，還包含有助荷爾蒙、免疫功能發揮作用的抗體、氧、使血液凝固的成分等。

除了蛋白質之外，葡萄糖、氨基酸、脂肪酸，電解質、礦物質等，也溶解於血液及其他體液當中。其中，電解質是與體內的「活動」有關的物質，如鈉離子就是其中之一。心臟的肌肉藉此而能夠活動，所以也是重要的物質之一。

像這種與生命活動的根本非常有關的物質，必須溶解於水中才能表現其性質。

不需要的物質溶解以後排出體外

相反的，對身體而言不需要的東西，也藉著溶於水中而排至體外。不需要的老舊廢物溶於水中形成尿，排至體外。不只是尿，糞便中也摻雜著溶解於水中的不需要物質。

想要靠著水維持健康或治療疾病，就必須把不需要的東西溶解於水中，使之排出我們的體外。

不光是動物，植物也蒙受水「容易溶解」的恩惠。

營養素與氧，要藉著水才能運送到身體的各個角落。

那麼，為什麼水這麼容易與其他物質溶解呢？

簡單地說，水是由氫和氧這兩種單純的原子所形成的，而且，也可以通過電流而進行分極（分成正極與負極）。

另外一個特點就是物質溶解於水中的「溶液反應」。生命活動可以說是一連串化學反應的連續。因此，處於容易反應的狀態的物質，就能減少熱量的消耗，隨時有效率地反應。對於生命活動而言，就能夠維持較為順暢的狀態。

例如，食鹽在空氣中分解，需要很多的熱量。可是，一旦溶解於水中，就能輕易地分解出鈉離子與氯離子。這種離子就是先

前所說的電解質，對生命活動而言，具有不可或缺的作用。

進行體溫調節的決定性作用

其次，容易儲存熱的性質，對人類而言也非常重要。鐵易熱
易冷，但水能保持熱，而且性質安定超過十倍（謂之「比熱」，
鐵0.1%，水為1）。與空氣相比，則達400倍。與他種液體相
比，平均為兩倍，也就是說，它容易保持熱。

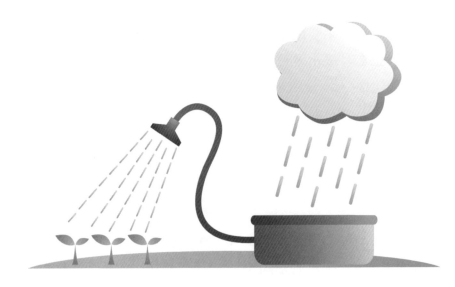

因此，在維持人類恆常的體溫上，水佔有極大的作用。身體75%是水的人類，面對外界氣溫變化，要維持體溫安定、保持生命健全的狀態，就必須靠水。

對於體內產生的熱，也是同樣的情況。如果人體內部所產生的熱量，不能夠藉著水能保持的話，立刻，體溫就會超過40度。

再者，水蒸發時也需要很多的熱量，亦即它具有奪熱的性質，這一點也不容忽視。這是一種氣化熱的狀態。夏日暑熱時，藉著身體表面水分的蒸發，能夠帶走大量的熱，使體溫下降。

水這種容易保存熱及奪熱的性質，不光是人體，在自然界中也很普遍、常見，發揮了很大的作用。

代表例子就是海洋。海洋是陸地的四倍大，也就是說，地球的75%為海洋，調節地球表面的溫度，適合生物生存。對生物而言，這是無可代替的水的功能。

海水會吸收大量的太陽熱。因此，近海的陸地或海島氣候比較暖和，適合居住，其理由便在於此。即所謂海洋性氣候。相反的，距離海洋較遠的大陸性氣候，沒有辦法藉著水進行氣溫的調節，寒暖差非常劇烈，氣候也嚴苛。

海洋的氣化熱會產生大量的蒸氣，隨著氣流輸送至內陸時，已然冷卻，成為雨。這時，放出來的熱會溫暖內陸。也就是說，以地球整體而言，由於海洋之賜，使得溫度能保持在適當範圍之內。再想想人體也是有75%的水，這實在令人佩服造物者的神奇和宇宙的奧妙！

生命因水之賜而能生存

　　水具有這些特點。以自然界整體的觀點來看，水是如此平凡的存在，不過，或許這也是它掌握生命關鍵的理由。

　　想想，如果佔有人體75%的水是非常珍貴的話，那需要補充時又該怎麼辦？難道花很多錢去買？苦苦尋覓？

　　動、植物的情況也是一樣的。換言之，在地球上廣泛地存在、繁殖的各種生物，因為廣範圍的水的存在，而能生存下去。

　　因此，我們絕不能忘記水的重要性，更該感謝它，而且，也不要忘了它是任何東西都是難以代替的。

2. Chapter

水在體內的大活躍

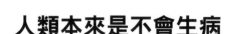

人類本來是不會生病

　　康乃馨鮮花插在自來水中，大約一個禮拜就會枯萎。但是，如果插在某種水中，卻能存活四十五天。當然，並沒有使用特殊的藥品。

　　藉著這個例子，我們便能觀察一個人的人生觀。

　　「真是奇怪的水啊！」如果你只有這種反應，那對自己的健康一定不太關心。「能夠延存四十五天，這水太偉大了！」若你對此感到驚奇，表示對生命活動有積極的興趣。

　　如果你有下述的想法，代表你對生命的意義相當重視。「好可惜啊，本來應該可以活到四十五天的花，我們竟然只讓它活了一個禮拜！」

　　對於生命與疾病的深切洞察，就必須依賴這種想法。在日本神戶誠仁會協和醫院的林先生，曾經說過：「人類一生都不必罹患疾病。等到罹患風濕、癌症等病症時，已經是非常嚴重了。原本健康的嬰兒，應該能夠健壯地活到八十歲、九十歲、一百歲，甚至更長壽的人瑞。」

　　證據就明白擺在眼前，生物在地球上誕生已有三十五億年的

歷史，而醫學出現，人類開始服用藥物，也不過是三千五百年的光景。換言之，醫學的照顧只佔了生命整個歷史的一百萬分之一的時間。除此之外，在其他歷史期間的所有生物，不依賴醫生及藥物便能夠生存、進化──這就是林先生的說法。

醫學雖然進步、發達，但隨著年齡增長，人反而容易生病、不健康。小孩子多罹患成人病，異位性皮膚炎患者不斷增加。甚至先天畸型、血液疾病的例子也不斷增加。

這到底是怎麼一回事呢？

水被破壞殆盡

基本的問題點，我們從長壽村的例子來加以探討便能了解。長壽村的老人們都能過著自然的生活，到死為止，都非常有元氣地活著，在大自然中生存、飲食、睡眠……換言之，在大自然的整體循環中生存。就人類而言，這才是本來的面貌，才是生存的方式。可悲的是，人類卻走出了這個循環。

最大的改變在於「水」，這是我的想法。人體的75%是水。這個水，生於海洋，隨風輸送，成為雨降到大地上，滋潤田園，流入河川，流入山谷，再成為地下水，湧出地面是為泉水，供人

飲用。這才是自然界中的「健全之水」。當然，也是含有生命必要成分的豐富之水。

　　這種循環，因為近代工業化社會而漸漸地被斬斷了。目前，水還被當成「健康飲料」來販售。原本應該回歸海洋的水，被用來洗淨IC工廠，因而造成化學污染，再被「封入」地下。水因為特殊、狹隘的目的，而被弄得慘兮兮的，破壞殆盡。

　　人類把水搞成這樣糟糕，需要飲水的人體自然也好不到哪裡去。雖然本書的課題是「藉著喝好水而重新恢復健康」，但是，在此之前必須先探討使生命能夠回歸到──包括水在內的大自然循環中的地球健康狀態，要建立整體的生命觀才行。

細胞有海中誕生的記憶

　　水對人類是如此重要，我們以水為中心來掌握人體，也許能獲知一些意外的有趣事實也說不定。有關血液、尿液、汗的知識，也許你懂，但就「大水的流動」這個掌握全部的想法，恐怕有所不知了！

　　對於人體內水的活動，我們就整體來分析、探討。

　　「人體的75%是水」，我不斷重複這一點。這些水除了存在

於血液、淚液、胃液等體液內之外，也包含於細胞內。合計有75%。不過，若是完全列舉出來，恐怕會達到85%左右呢！

這和地球表面的四分之三是海洋的比例一致，人體的75%左右是水。地球水的污染和人體水的污染，自然離不開關係。

為什麼人類和水的因緣如此之深呢？不單是人，所有生物少了水便活不下去，究竟是為什麼呢？

地球上有生命的生物，都是藉著細胞、組織而形成的。細胞因為「浸泡於水中」而能夠生存。成為生命基礎的細胞與水共同生存，因此，一開始就要有水的存在。

細胞與水的深切關聯，始於海洋。生命之母正是海洋。在這當中誕生的原始生命——細菌或阿米巴原蟲類——因海而獲得營養，得以繁殖。

生命體的這種原始生存方式，後來與所有生物的細胞都有關聯。身體能夠發揮呼吸、消化、自律神經的作用並加以維持的理由，正因每個小細胞均擁有適切、舒服的生活條件而來。而生活條件便是和以前在海洋中生活一樣，要維持「浸泡於水中」的狀態（我們胎兒的時期，就是泡在母親的羊水中）。

此外，植物中的水佔50~75%，比較低，住在海中的魚，水佔85%左右，而水母等低等水棲動物，則高達95~99%。

「生命體就是裝水的容器」

現在，我們來看看實際上體內水的情況。

人類等生物為了生存，需要營養與熱量。而其來源就是食物，食物在體內吸收的「關卡」，還是以水溶液的形式通過的。

相反的，老舊廢物排出體外的「關卡」，也是以水溶液的形式通過的。而體內運送營養的，也是血液、淋巴液等水溶液的形態。由此可知，身體中充滿著水。進入體內的是水，排至體外的也是水，運送營養的也是水。可以說是「生命體是裝著水溶液的容器」也不為過。

其次，我們來看看身體的作用。首先談感覺。視物的視覺，是靠著眼球的水晶體這種「都是水」的器官來感知光線的。聽到聲音的聽覺也是一樣的，音波在耳朵內部的蝸牛殼部分，因水的振動產生「共鳴」，而感聲音的。味覺的味細胞，如果不是溶於水中的物質的刺激，也無法感受。嗅覺也是同樣的情況。在序章中所提到的三個「疑問」，與此也有關聯。

因此，在體內進行的分子階段的生命活動，也必須依賴水的存在。不管是物理性或化學方面的反應——吸收與排泄或分泌、

擴散——有水才能夠進行。尤其是水具有容易溶解物質的及適度的黏氣，才能夠發揮其作用。

消化作用也是藉著水完成的。加入水的加水分解，以及促使離子作用的水和作用才能夠完成消化功能。

這些水的作用能夠發揮，就是因為具有容易溶解物體的性質。我們從生命活動＝化學反應這個觀點來看，關鍵就在於電解質能夠溶解於體內的水中。

電解質指的是在水中會轉換成離子的物質。如同食鹽溶於水中，就能夠輕易地分解出氯離子與鈉離子來。

這些離子帶有正電（也可以稱作陽離子或陰離子）。以食鹽為例，陽離子是鈉離子，而氯離子則是陰離子。

此外，重要的電解質包括鉀、鈣、鎂、磷等礦物質，因為能溶解於水中，所以才可以在體內發揮重要的作用。

這個作用的原動力，就是離子的「電氣力」。神經或肌肉的功能、滲透壓、荷爾蒙作用、細胞的運動、血液的凝固、各種酵素的輔助等等，對於生命的各種活動，都能夠藉著電解質發揮重要的作用。

以上是探討人體的生理功能與水作用的關係，請多看幾遍，相信大家都會明白的。

人體中最多的是消化液

體內的水，也可以「分類」成幾種。

人體中的水，包括血液、淋巴液等可以自由移動的「自由水」，還有細胞組織中不能移動的水這種「組織結合水」。比例是組織結合水為七，而自由水為三。

假設人體的80%都是水，那麼，體重六〇公斤的人，體內約有五〇公升的水。這當中，十五公升是自由水，而其內容物是血液、淋巴液、消化液、組織內液、腦脊髓膜液等，總稱為「體液」。再者，這種分類是西洋的想法，說明起來較為方便，不過，就整體而言，水的發想與此不同。中醫另有一套看法，關於這一點，次章再和各位說明。

自由水的體液經常在體內活動，而體液最多的就是消化液。消化液佔體液約有一半之多，以先前的例子來說，十五公升的體液中，大約有八公升是消化液。飲食的時候又攝取二公升的水，「飲食成為浩浩蕩蕩的流水通過體內」（醫學博士·森下敬一先生）就是以這樣的表現來加以敘述。

體液當中，僅次於消化液的就是血液。以上述例子而言，含

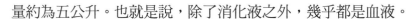

量約為五公升。也就是說，除了消化液之外，幾乎都是血液。

不過，嚴格說起來，消化液最後也會成為血液，兩者不是完全不同的物質。

最後，我們身體裡面的老舊廢物也會溶解於體液之中，形成尿液、汗液而被排出體外。

以上就是我們體內的水的大致情況。

人體中水的一生

現在，我們來看看自口中進入身體，直到排至體外的「人體中水的一生」。

就人類而言，水的入口就是嘴巴。自口中進入的水，當然是以飲用飲水為代表。除此之外，茶、紅茶、酒、清涼飲料、咖啡、湯等液體，也可以進入口中。還有，疏菜、水果、肉類等食物中也含有水，也能經口進入體內。總量一天約是二公升。

由口進入的水，會通過食道→小腸→肛門這細長的消化管。途中，管內側的黏膜會吸收水分，使之進入體內。在胃與直腸會吸收少量，大部分都是在小腸與大腸黏膜吸收的。

進入體內的水，即將展開另一趟漫長的旅程。水進入包圍腸

管的血管網或淋巴管網，與血液或淋巴液匯流。然後注入靜脈，送到心臟。

　　從心臟經由動脈，隨著血液輸送至身體各角落。當然，也運行到腎臟或肝臟等內臟，抵達指尖等末梢神經組織。

　　運送到血管末端的血液，又會變成什麼樣呢？血液由末稍的微血管，滲透到組織中，成為滋潤組織細胞的組織液。然後，再次被密集的微血管吸收，或是被微淋巴腺吸收。進而形成「回流」的現象。

　　在組織中流竄的水當中，含有血液中的營養素和氧（從紅血球分離出來的），在流經途中，送達到各細胞。所以，是否是好的「水」，對全身有很大的影響。也就是說，如果我們由口中攝取了「好的水」，對全身就有良好的影響。

　　細胞要進行生命活動，需要營養素及氧。而剩下的老舊廢物，也要由細胞中溶解到組織液中，再進入血管及淋巴管，然後經由腎臟的過濾，形成尿液排泄至體外。

水的出口遍佈全身

　　現在，我們來看看從身體排出的水。雖有個體差異，但從健

康的維持、疾病的治療、美容等觀點來看，「排出體外的水」也是重點。

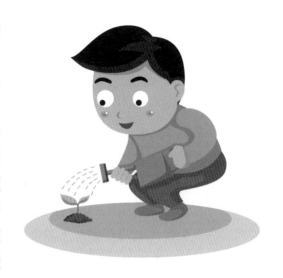

　　之所以這麼說，基於兩點。其一、不必要的「污水」是否能夠順暢地排出；第二、藉著「觀察」由身體排出來的水，就可以得知身體的健康狀態。

　　進入身體的水，入口是「口」。相反的，「出口」卻遍佈全身。以什麼形式排出呢？第一是「蒸發」。第二是「消化管的排泄」。第三則為「尿」。

　　談到「蒸發」，大家最先想到的就是汗水。夏日炎炎，汗流到身體表面，然後蒸發掉。汗含有難溶於尿液的不必要物質。而蒸發時藉著氣化熱，也能達到先前所說的體溫調節作用的效果。

　　汗的排出，因著身體四周的溫度而有大的不同。在寒冷的日子不易出汗，而天氣越熱就越容易流汗。像台灣是屬海島型的氣候，她是屬於悶熱而潮濕的地理狀態，又或者大陸地上的沙漠地帶的乾燥氣候，人類之所以還能生存下去，就是因為出汗而維持、調節體溫。

此外，天氣酷熱或做完劇烈運動，一小時內也可能流0.4公升的汗，不簡單吧！

運動或精神緊張時都會排汗。運動時出汗，主要以調節體溫為目的；緊張時手心出汗則與此無關。

在感到有壓力或緊張時，手掌或足底會出汗，但量很少。而且感覺黏黏的，對於體溫調節沒有什麼作用。這是純粹屬於「精神性的發汗」。

由此可知，我們所說的汗也包括各種不同的種類。就中醫的觀點而言，有時，觀察汗就能了解身心狀況。至於觀察的方法，我們將在〔第四章〕會有詳細說明。

「蒸發」並不是汗的專利

尿量較為穩定，但汗量會隨著外界氣溫的變化，而大幅度地變動。大量流汗時，喉嚨就會乾渴，想要喝水。藉著發汗使血液濃度變濃，腦中就會傳達出「口渴」的刺激。

從這點來看，汗量隱藏著身體水量平衡的祕密。因此，偶爾可見的「無法出汗的疾病」，其實是相當可怕的病症。

藉著蒸發使水排出，事實上並不是汗的專利。有時候我們覺

得「沒有出汗哪！」但人類的皮膚卻經常有水蒸發。這種情況謂之「不感蒸發」，即在你不自覺下悄悄蒸發了。

雖然不是很明顯地出汗，但以蒸發的形式來排除水分，卻是非常重要的環節。像這種直接來自皮膚的蒸發，其實也因外在環境而有差異。可能受炎熱、寒冷、風的狀態、日照的情況等的影響，通常一天0.6到0.9公升是「大約的標準」。

還有一種「蒸發」的形式。自肺吐出氣息的形式，也能夠蒸發水分。像狗等動物，由於皮膚的汗腺較少，大都是以這種方式來排出水分。狗在運動過後或夏天炎熱時，經常吐舌頭來呼吸，就是這個緣故。人類較少有這種情形，據說藉著呼氣排出的水，一天的量約是0.15到0.5公升。

糞便中也含有「不需要的水」

第二種排出的形態，就是「消化管道排出」，就是說糞便中所含的水。

經由飲料、食物，一天中由口攝入的水約有2公升。此外，唾液、胃液、膽汁等，大量的水也會通過消化管。大部分在體內都被吸收了，而以糞便的形態排至體外的水，一天大約只有0.1

公升而已。

　　糞便中所含的水分，包括食物中未完全吸收的水分，還有死傷的腸管表皮細胞的「老舊廢物」溶解於其中，不過，肚子不舒服而拉肚子時，「軟便」中含有更多的水分。這是因為要將進入體內的東西，緊急溶於水中而迅速排至體外的非常手段。

　　糞便與汗一樣，同時是健康狀態的象徵。量、色澤、硬度、氣味等等，都是檢查身體狀況的有效方法。西洋醫學也很重視這一點，不過，自然是遠不及中醫的。

　　尿量劇烈改變疑為疾病的前兆。

　　第三種排出形式就是「尿」。

　　尿液中溶解了身體不要的老舊廢物。尿量一天平均成人為1.8公升。包括以汗蒸發及糞便排出兩種形式，合計一天排至體外的水為2公升到2.8公升。

　　尿量與汗液不同，在喝酒等特殊狀況之外，大致上是保持一定量的。依個人的身高、體重、血液量等，已經決定大概的排尿量，如果尿量產生劇烈的變化，那很可能是疾病的前兆。例如血壓急遽上升時，尿量也會增加。

　　此外，還有所謂的神經性頻尿，因為壓力等而產生變化。這時，只是上廁所的次數增加，但尿量不變。

將氨氣變為無害物質的系統

　　尿中含有老舊廢物。所謂老舊廢物，就是身體中不需要的東西。為了使生命活動能夠順暢地進行，只攝取必要的東西，不要的東西必須排至體外才行。

　　一直以來流行的各種健康法，只注重攝入體內的東西要有營養、熱量，卻忽略了「排出體外」的東西。

　　近幾年來，纖維食品及高纖蔬菜也掀起風潮，因為含有較多纖維可促進排便，足證大眾對排泄已有進一步的認識。

　　然而，這只是一種表象而已。現在，已有人提倡各種消化酵素，藉著糞便、尿液、汗液來排除多餘的物質，對整個生命的循環，這才是最重要的。

　　而對於老舊廢物這種不需要的東西的內容或排出方法，首先要了解其基本的系統才行。

　　所謂的「老舊廢物」，其內容大致分成兩種。就是由蛋白質分解而來的氮化合物，及脂肪、糖質在「體內燃燒」所形成的二氧化碳。

　　二氧化碳經由肺的呼吸通道而逸出體外。氮化物則溶在水

中，含於尿液中而排至體外。尿中所含的老舊廢物，主要指的就是氮化合物，別名「尿素」。

蛋白質是人類生存不可或缺之物。蛋白質在身體利用完之後，最後留下的就是氨氣。而氮化合物「尿素」，正是氨氣的「終結者」。

蛋白質利用完以後所剩下的氨氣，是身體不要的東西。再者，不但不需要，甚至有害。像肉類發臭時所產生的令人作嘔的氣味，就是氨氣。

那麼，為什麼人類不趕快將這種有害的氨氣排至體外，反而要特意把它變成氮化合物呢？那是因為要周期性地排至體外，所以必須先積存在體內之故。有害氨氣若積存在體內，會導致危險。因此，必須將氨氣先轉換成害處較少的氮化合物，積存在體內，必要時，再一併排泄到體外。積存的場所便是膀胱。

據說以前生物住在海洋中，直接排放氨氣到海水中。在水中生活能夠立刻沖洗掉，當然可以這麼做。不過，在移居陸上生活後，現實環境不允許立刻沖洗掉這類有害物質。結果，為了積存自氨氣轉換而成的無害的尿素，膀胱便應運而生了。

此外，氨氣能轉換成尿素，是藉著體內「尿素循環」這種將老舊廢物排除到體外的系統來完成的。

尿的根源一天178公升

　　腎臟好比精緻的過濾裝置，其製造尿液的構造非常巧妙，真是鬼斧神工。

　　藉著微血管運送而來的血液，首先要過濾出對人體有用的蛋白質。剩下的就是稱為「原尿」的「尿的根源」。原尿量一分鐘120cc，一天有178公升！不需要的老舊廢物在第一階段要過濾捨掉的話，需要這麼多水分。

　　但是，在原尿中還含有很多諸如電解質等對人體而言是必要成分的物質。因此，原尿經由腎臟排出之前，必須分好幾個階段將電解質與大部分的水，再送到微血管中。而促使再吸收作用發揮功能的原動力，是一些離子和荷爾蒙。

　　腎臟的構造相當精巧。有U型的細管，有好像線纏繞成球狀的部分，還有如漏斗的形狀。這是為了配合過濾或吸收等各工作的需要而形成的特殊樣子。

　　最後製造出要排至體外的尿。其量一天平均約為1.8公升。原尿被捨棄的量，實際上只有1%左右。

　　此外，這尿量由於各種因素，也會產生變化，不過，一天至

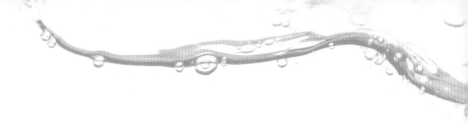

少也有0.7公升。如果低於這個數據，那麼體內就會有老舊廢物積存了。

尿是體調的信號

尿是體調的「信號」，已是眾所周知之事。血尿當然是一種異常現象，而尿色過黃也可能是肝臟不好之兆，這是極度疲勞所造成的。如果有奇怪的氣味，會覺得「昨天喝太多了！」以前的非沖水式馬桶，會有人指出「你們家的廁所有甜甜的味道哦！」結果發現這家人中，已經有人罹患了糖尿病。而量的劇烈變化，也是疾病的徵兆。

此外，如果攝取過多含有有害物質的水，腎臟及肝臟會過度勞動，因而很快地疲倦。換言之，會出現老化病，形成成人病。因此，攝取「好水」是非常重要的。

簡而言之，人人喝好水，是當務之急的健康行動力！

當然，現在的檢查儀器與方法都非常精密，因此，蛋白質、糖分或其他的資訊，可藉著尿液來加以測量。對於腎臟病、糖尿病的早期發現，也非常有幫助。

　　除了西洋醫學的方法之外，中醫也會就各種症狀的組合來檢查。對身體而言，水的活動、出入等，加以綜合觀察，藉此自己也可以進行每日健康診斷。而這方法在下一章會談到。

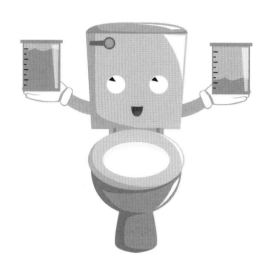

3.

中醫所謂「津液」的祕密

- ■藉著觀察與直覺「診斷」地球
- ■罹患疾病之前便加以治療的名醫
- ■經常就整體觀察患者的中醫
- ■展現「治本」之道
- ■了解「津液」的想法
- ■津能滋養、液可補精
- ■腎陽指的是整個臟器的能量
- ■腎陰是全體臟器的基礎物質
- ■津液的不平衡是生病之源

藉著觀察與直覺「診斷」地球

中醫關於人體的想法，和近代西醫有很大的不同。

以水為例，與各位探討一番。

以前我們的河川，有各種美味的淡水魚在生活，而現在已變得混濁，甚而產生甲烷氣體（即沼氣）。看到這種情形，相信沒有人會認為「地球還是充滿元氣的」。

降下的雨水是酸雨，使得葉子或是衣服都受到傷害了。看到這種情形，心中作何感想呢？在歐洲的海岸，打撈起大量已成為死屍的海豚。

大家都知道，這圓形的「太空船‧地球號」，已經生病了，而且還病得不輕。

如果地球的水能保持原來的自然狀態，那我們還可以安心地認為「地球仍然健康」。相反的，如果出現異常，可以透過色澤、氣味等五感而感受得到。

當然，這當中也包含人類的五感所無法感受的總三鹵甲烷等種種化學物質。美國某州的地下水中，檢查出溶有800種的化學物質。人類的五官六感，若以中醫的觀點來深入探討的話，可以

說是像佛教醫學的七識、八識、九識一樣，是高次元的直覺能力。以美國為主，逐漸發達的最新心理學「Transpersonal」，對於人類的意識，得到和佛教醫學同樣的結論。

人們會有「覺得怪怪的」的這種直覺，現在應該是能給予極高評價的時代了。這是經由脫離以往的「科學」範疇的新時代新科學來加以證明的。

觀察與直覺的前輩，正是中醫的奧妙之所在。

罹患疾病之前便加以治療的名醫

首先，診斷的方法和近代西醫完全不同。中醫的醫師會先透過自己的五感，感到「怪怪的」而下診斷。

其方法是望、聞、問、切「四診」。會仔細地觀察患者的氣色，診脈以知身體狀況。

藉著這四種方法，不用近代西醫的 X 光或CT電腦斷層掃瞄，就能夠發現內臟何處有什麼情況，做綜合的診斷。

地球的健康診斷也是一樣。經驗豐富的老公公、老婆婆，平常藉著天候或作物生長的情況，就能夠進行診斷。人體也是如此。對此感到有興趣而深入鑽研的人，治好了病人的病，便會成

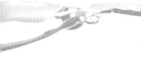

為人們所公認的「名醫」。

在歷代，名醫是指「治未病」的人。在罹患疾病之前便加以治療。得病之後再去治療，不管技術怎麼高超，也只能算是中醫，而不能治癒疾病的人則為下醫。

以此觀點來看，醫院都是治療已發病而來到就診的病人，那麼，這些醫師們頂多是中醫或為下醫了。

嚴格說起來，名醫應是在發病之前便洞察一切的人。因此，以此考量的話，最重要的醫師是你自己本身。

在這方面，可以活用中醫的「人體水分檢查法」，也可以利用西醫的長足進步，下一章中會教導各位如何自我檢查。這樣子，人人都可以當自己的「名醫」。

經常就整體觀察患者的中醫

在二十一世紀的現在，我們對中醫應該有重新評估其價值的必要，當然，這是有它的理由的。

沒有副作用、緩和、對慢性病有效果是它的特點。但是，我注意的是它的人生觀、生命觀，和近代西洋醫學有明顯的不同。

例如，檢查結果發現有高血壓、糖尿、蛋白尿、高脂血等。

近代西洋醫學就其結果，診斷是各別的健康。因為血糖值較高，所以有糖尿出現，而且腎臟有發炎症狀等等。

而中醫則認為這是內臟整體平衡失調所產生的結果，因此，是就整個人體來考量。

治療方法自然也不一樣。近代西洋醫學是看各個疾病來進行治療，如限制飲食。中醫採積極的方法，藉由食物或藥草來治療，使孱弱的內臟強壯。甚至會開出與大醫院完全不同的處方。

為什麼呢？這是因為中醫的醫師是就整體來看患者所致。不會只就某處內臟來探討。

以口渴此症狀為例。近代西洋醫學認為是「糖尿病」的徵兆之一；但中醫會以這症狀為主，再配合其他症狀來觀察，列舉出十三種可能的「病狀」，找到根本的原因是內臟平衡失調。當然，還要考慮一個人的個性和體質。

展現「治本」之道

我們所飲用的「水」，因為含有會殺死體內的微生物而導致癌化的總三鹵甲烷，這是眾所周知的一種「結果」，也是一種「症狀」。那麼，究竟為何演變至此呢？大家既然知道這種東西

對健康不好，為什麼還要破壞水的美味呢？每個人都希望健康、充滿元氣，為什麼病人卻逐年增加呢？

根本上，現在應該是改變作法的時期了。

包括二氯二氟甲烷在內的化學物質，使用起來相當方便。這些東西被大量使用，進而充斥大氣中，或隨著流水流入海洋。近代工業化及都市生活之需，地下水被大量挖掘使用。人類的飲水因地下水不足，只好使用污濁的河水，並利用殺菌劑來消毒。

先不說全人類的整個地球，光是要挽救、治療一個國家，即你居住的地方，相信大家也都沒有什麼辦法吧！因為大家都只能針對自身使用對症療法。

手上長疙瘩，就塗抹副腎皮質荷爾蒙軟膏；罹患白內障，便進行手術治療；心肌梗塞則做心導管手術；得了糖尿病就限制飲食、注射胰島素；便秘的話服用瀉藥或使用浣劑……醫院不都這麼做的嗎？可是，真正的原因也許是在於飲水呢！

真正要治療的，是一個人的什麼部分呢？找出這最重要的因素，便是中醫的「治本」的方針。不拘泥於表面的現象，去找出根本的原因。

「治未病」就是要在罹病之前，就能掌握訊息加以治療，這才是中醫真正的作用。

了解「津液」的想法

　　中醫將人體中正常的液體，總稱為「津液」。津液，以西洋醫學而言，包括血液、細胞內的水分、組織間的液體、唾液及胃液等消化液、分泌液。

　　中醫將體液較為清、稀薄的，謂之「津」；較為濁、黏稠的，謂之「液」，合稱為「津液」。

　　津液是如何被製造出來？如何循環全身？如何被排泄至體外的呢？中醫的說法是，肺、腎、脾、三焦（食道、胃、腸等消化管）、膀胱這些內臟共同作用，才能形成津液，使其活動。

　　飲料、食物由口攝入以後，在胃內收藏（稱為受納）、消化，再於小腸分為清、濁的狀態。

　　然後，進行一連串的內臟作用。「脾氣的運化作用」「肺氣的肅降作用」「腎氣的蒸化及排泄作用」等，是一連串的「氣化作用」（這也是中醫獨特的說法），藉此才製造出津液。

　　津液遍佈全身，也就是滋養所謂的「五臟六腑」。代謝後，即「使用完的津液」，成為尿液及汗液而排泄至體外。

　　中醫便是如此整體考量身體中的水。藉由津液的運作來維持

整個體內的水的平衡。

津能滋養、液可補精

　　津液缺乏或失調，會引起運行障礙，對身體而言是相當糟糕的事。會因此出現各種徵兆。在大量流汗、劇烈嘔吐、下痢、大出血或長時間高燒之後，造成津液枯竭。

　　身體會出現的症狀，可能是皮膚乾燥、皺紋增加、嘴唇軟裂、口腔、喉嚨、鼻子都非常乾燥，眼睛朦朧，而且有便秘傾向、尿量減少，就好像脫水症狀一樣。

　　當津液出現運行障礙時，廢液無法順利地排出，「水」會在體內積存而導致浮腫。這些訊息，有助於體調的檢查。就算不能立即判斷毛病所在處，也可以自覺到身體的異常。

　　此外，津液中的「津」大致有兩種作用。第一、滋養身體的組織與器官（稱為滋潤）；第二、隨時補充血液中的水分，使得血液具有適度的黏氣，能夠循環全身。

　　而「液」的作用是補精之不足。此外，還補充骨髓液，使得身體關節的活動滑順，肌膚充滿潤澤。換言之，「液」便是保護各臟器的精氣、胃液、關節的潤滑液、皮膚健康的體液。

另外一種分法是，「津」是屬於清澄的「陽」，而「液」是屬於濁黏的「陰」。這陰、陽是中醫固有的想法，非常重要。

簡單的說，陽是活動、表現、分化、發展的能量，而陰則是順靜、潛藏、統一、調節的能量。體質亦分陰陽。並不是說那個好、那個不好，而是具有兩種不同的傾向。

功能不同的「津」與「液」，事實上是互相利用、互相轉化的。它們一起流竄全身，滋養五臟六腑。中醫在臨床上，認為兩者不必加以區分。只要把「津液」當作是含有各種作用的「水」在體內運作就行了。

再者，在人體水分的代謝方面，中醫也有獨特的想法。也就是說，以腎的氣化作用、肺的肅降作用、脾的運化作用等為代表。在具體的檢查項目中，還會為各位說明，以肺的肅降作用或其他方法，使體內的水運送到膀胱，便是中醫的觀點。一旦此種作用失調，可能出現浮腫或排尿困難的現象。

腎陽指的是整個臟器的能量

關於中醫對「水」的想法，還有一特別看法。那就是「腎」，在此也要向各位說明一下。

「腎」在西洋醫學中意味著腎臟，指的是單獨的臟器而已。

既然是以腎臟為主，掌管水的系統的整體，所以，與其說它是「臟器」，還不如說是「功能」。控制身體的水分（津液）的代謝、平衡機能的，正是「腎」。這種功能性的說法，也是肺、脾等其他「臟器」的基本想法。

腎不只掌管水，也能補給其他臟器能量，在內臟當中，被視為是「力之源」。要說明這種功能，先要了解「腎陽」與「腎陰」的概念。

所謂「腎陽」，是指腎本身能夠進行生理活動的能量。陽指的就是能量。

一旦能量不足，就會出現「腎陽虛」的狀態。所謂「虛」，就是喪失的狀態、空的狀態，或者是接近於此的狀態，會用於各種症例中。

一旦罹患腎陽虛，會出現陽萎、夢遺、腰部無力等虛弱的症狀。而繼續惡化的話，便會形成「亡陽」，即生命活動將近結束的狀態。

腎陽還有一個很大的作用。不僅代表單一的腎，也意味著各臟器的能量。所謂腎陽，也可以說是各個臟器獨特的能量（陽）的「總稱」。

例如，肺需要肺陽這個特別的能量，然而，腎陽不足的話，肺陽也會不足，肺本身的功能便會減弱，產生接近氣喘的狀態。一旦心臟的腎陽不足，心陽也不足，會出現胸部不適，心悸亢進

的情況。

　　腎陽便代表了全體內臟，以及全身的基礎能量，因此，也稱作「元陽」或「真陽」，而受到重視。

　　因此，一旦「腎陽虛」，生理活動便會停滯，全身發寒、臉色不佳，有想喝熱的傾向。想要改善的話，給予良質、能量高的「好水」是相當重要的。

腎陰是全體臟器的基礎物質

　　所謂「腎陰」就是維持腎臟功能的津液（血液及其他）等的基礎物質。而且也是維持其他臟器的物質中的基礎物質。「陰」指的是維持生命活動所必需的基礎物質。也可以稱作「陰液」。

　　例如，肝失去腎陰的滋養，就會失去平衡，接著，肝本身的基礎物質（稱作肝陰）也跟著不足（肝陰虛）。肝的肝陰缺乏時，就會引起發炎症狀。

　　當各臟器的陰液不足時，便會導致總管理者腎陰的不足，引起相反的結果，造成惡性循環。

　　腎陰與腎陽，就內臟全體而言，具有非常重要的使命。

　　腎陰指的是生命體的基礎物質，腎陽指的則是生命能量的來

源。兩者互相牽制、互相依存，也互相轉化。

這種想法是來自中國道家數千年來「陰陽五行」的思想，重視整體的平衡。

一旦腎陰或腎陽不足，本質上會導致腎的精氣不足。出現腎陰虛（腎陰不足）的現象時，陰陽失調，雖然腎陽會暫時增強，但是時間久了，陽也會受到影響，變成兩者皆虛的狀態，生命力遂減退。

津液的不平衡是生病之源

中醫關於「疾病」的想法有很多。腎陰或腎陽不足會引起疾病，便是一種代表性的想法。與此有關的便是津液的平衡失調，也是引起疾病的原因之一。

從糖尿病、心臟病、癌症等成人病，到牙痛、香港腳，人類可能罹患的疾病實在太多了。而這種種都與體內的水——津液有關，由於津液的過與不足導致運行障礙而引起的。

例如，感冒病毒這種「外來性」病原即使侵入體內了，只要我們體內水分的狀態良好，便不會生病。相反的，若情況不妙，便有可能導致病原菌進入。也就是說，生病的原因不需外求，必

須先考慮自己的生命力低下（免疫力不足）的這原因。

　　津液的「失調」，與腎陰、腎陽的過與不足有關，而其結果便是造成內臟整體的平衡崩潰，因而生病。相反的，內臟平衡失調崩潰時，會使得津液無法順暢地流動。

　　中醫的特徵，除了上述之外，還重視精神與心理的狀態。當水的流動不順暢時，心靈受阻，精神就不安定；而「氣」不順時，水的平衡也會失調。進入體內的「水」質，決定了津液的質，甚至還支配了精神（氣）。

　　最重要的還是要就整體來看。這與近代西洋醫學漸漸重視的「心身內科」，就病症與身心合而為一來看，有異曲同工之處。所以，遠在三千年前便注意到這些、而進行綜合治療的中醫，實有再重新評價的必要。

4 Chapter

中醫用水檢查你的健康

「檢查人體的水」的方法

循環全身的津液出現異常現象，因而使人生病，也會影響到排至體外的「水」。那便是尿液、糞便、汗水的色澤、氣味、量的變化。

最重要的是診斷出生病之前的一些前兆，亦即一定會出現一些輕微的變化。所以，藉著發現這些輕微的變化，便能在生病之前加以治療——這就是「上醫」的工作「治未病」。因此，平常檢自己的汗水、尿液，你也能當自身的「名醫」。

檢查的方法也不難，即就色澤、氣味進行「觀察與直覺」。不是一定要靠機械儀器檢查，你自己也可以運用判斷力來獲得各種情報。

具體的檢查方法詳見下文。對象包括唾液、痰、鼻涕、鼻水、汗、尿、糞便、精液、月經、水腫。要盡可能地觀察色澤、濃度、黏氣、氣味、形狀等等。

接著，伴隨出現的其他症狀——是否發燒、舌頭是否泛白——也要一併檢查。觀察各種症狀以後，再來考慮要給予什麼名稱。

　　這就是中醫的「診斷」。看起來雜亂無章的症狀，加以組合後給予固定的名稱。當然，這也許是脫離「常識範疇」的想法，不過，這些症狀的組合，實際上卻與人類的狀態非常地吻合。這是基於觀察、直覺與長期經驗的中醫的優點。

　　因此，若是症狀輕微，不必急著找醫生或吃藥，宜先檢查自己的身體。接著便能發現症狀的名稱，這名稱是中醫獨特的說法，也許你不是很熟悉，但是，只要知道名稱，便能了解原因及治療的方法。

　　關於治療方法，又是一套複雜的說法，在此省略不提。總之，對於排至體外的「水」必須好好地重視，因為這可能是「身體危險的訊號」。

　　此外，在解釋中醫的「診斷」方法時，若有必要，也會一併說明西醫的診斷與治療方法。

　　當然，如果能配合西醫最尖端的檢查技術與資料處理，是最好不過的了。因此，配合自覺症狀的程度而進行血液檢查或尿液檢查，自是如虎添翼。

「檢查人體的水」的優點

關於「檢查人體的水」的優點，條列如下。

1‧在罹患大病之前，發現身體的異常。

2‧全身相當多的部分、疾病都可以檢查出來。

3‧任何人在家中便可進行，不需藥物或器具輔助。

4‧包括精神會面在內，可以綜合地了解身體的狀態。

5‧能夠了解身體真正的不適之處，展示「治本」之道。

以下便針對唾液、汗等「水的種類」進行檢查。先敘述正常的狀態，是為健康的人。如果症狀出現了，也有一些型態。每個人的型態不同，處理的方法也不一樣。

總之，自己所排出的「水」是否正常，與其他自覺症狀有很密切的關係。這點還盼各位牢記在心。

此外，「★」星形標下的說明，是各症狀在西醫上的診斷。一併閱讀，對各位也會很有幫助。

一、唾液

　　在無意識中，能夠自然滋潤的便是健康的證明。如果覺得口腔黏黏的，或是唾液太多了，那有可能是不正常的表現。口中發苦或覺得甜甜的，在中醫看來，那是體調平衡失調的象徵。

　　此外，口喝時想要喝水，這飲水是否為「好水」，也決定了健康度的75%。

　　如果在口渴以外，還有以下症狀況的話，那就要飲用好水、服少量中藥、進行飲食療法，才能早日恢復健康。

☞ 口渴以外的症狀

　　1・舌燥。

　　胸口燒灼、發熱，呼吸急促，睡眠很淺。尿帶紅色，身體發燙。這是「心火亢盛」。由於胸口燒灼，即心火發熱的狀態，而導致津液不足。

　　這兒的「心」，在中醫來講，是以心臟為中心，與血脈有關的系統，廣泛地說，也包括精神與神經的功能在內。「心火亢盛」指的是心的能量過多的發燙狀態。

　　2・尿略帶黃色。

　　腰、背顯得倦怠無力，性慾逐漸低落減退。有時會夢遺。焦躁而無法成眠。

這是「心腎不交」。由於心和腎平衡失調而造成的。屬於「心血虛」的狀態，不能夠補養心。

這兒所說的「腎」，是以腎為主，掌管水的系統。控制身體的水分（津液）代謝的平衡。亦即腎的「氣化作用」。此外，也包括腎的「儲精」作用（詳見P.101的說明）。

3‧喉嚨乾燥。

舌乾、舌紅。且有頭痛、頭暈、耳鳴等現象。眼睛乾澀、朦朧（模糊）。無法成眠、健忘。

這是「肝的陰虛陽亢」。因為肝的基礎物質不足或是能量太多而造成的狀態。

這兒的「肝」，指的是以肝為主，掌管「臟血」「疏世」作用的系統。「臟血」是貯藏血液、調節全身的分佈的意思。「疏世」則為解放之意，守護身體不受傷害，不使氣血停滯，能夠順暢活動的作用。

★西醫認為上述症狀為高血壓症。

4‧喉嚨乾渴、胸痛、咳嗽嚴重。出現血痰。眼、舌發紅。

這兒「肝火犯肺」。由肝發炎使肺失調。

這兒的「肺」，是以肺為主，掌管呼吸功能的系統。另一方面，也具有調節水分的作用。也會產生「肅降」（肺氣慢慢下降）及「宣發」（肺氣順暢循環全身）的作用。

5‧口渴，但不想喝水。臉色差，肚子發脹。全身倦怠。

　　這是「脾胃虛弱」。是「脾」與胃失調，或是兩者都孱弱的狀態。

　　這兒的「脾」是以脾臟為主，掌管「運化作用」與「統血」等功能的系統。

　　脾的「運化作用」有兩種，其一是食物消化、吸收以後，供給全身營養；其二是促進體內的水分吸收與排泄的功能。因此，脾失調會導致營養吸收不良，水分的排泄功能變弱，容易浮腫。

　　6‧喉嚨乾燥，有乾咳現象。聲音嘶啞。身體瘦弱。

　　這是「肺陰虛」或「陰虛火曜」的症狀。肺的水分調節功能或其他部分失調。

　　「肺陰虛」如前所述，是肺陰缺乏之意。肺陰也可以稱作肺陰液，指的就是滋養肺的津液等基礎物質。而其大總管則是「腎陰」。

　　7‧口、鼻乾燥。乾咳、頭痛、發燒、胸痛。

　　這就是「燥邪犯肺」。這是感冒的一種，症狀與(6)相似。「燥」即代表在秋天出現的感冒。

　　8‧想喝冷的東西。口臭。罹患口內炎。尿色帶黃，有些人
　　　　並有便秘傾向。

　　這是「胃熱」。「胃」與脾有很深的關聯。

　　「胃」的第一個功能就是「接受水穀」。所謂的水穀就是水與食物。換言之，胃能受飲食。第二個作用是「腐熱水穀」。不是使其腐爛之意，而是讓食物變成半流動體的消化作用。

9．焦躁口渴、喉嚨痛。口、舌容易潰爛。尿為紅色。

這是「小腸實熱」，即「小腸發熱」的狀態。

「小腸」是指將經過胃消化的飲食再消化，吸收其中的養分（精微物質），把剩下的水分送到膀胱，渣滓送到大腸的部位。小腸能夠「分清濁」，其理由正在於此。而且，也不可忽視腸內微生物的作用。

——由上述可知，除了口渴的症狀，再配合其他症狀，就會產生這麼多症名。

這些具有名稱的症狀（也稱弁證），藉著飲食或生活型態、中藥等來加以對應。這種想法與近代西洋醫學不同，不但能減輕症狀，兼且「治本」，中醫在這方面，擁有優良的處方箋。配合症狀的程度，也要先和家庭醫師商量過。

再者，我認為最好是將體內的水替換成「良好的水」，這樣，津液便能達到良好的狀態，自然就可以「治本」。

★西醫認為「口渴」是糖尿病、高血壓的主要症狀，必須做這方面的檢查。

☞ **口中發黏**

這是與口渴相反的症狀。舌苔為黃色。有稀薄的下痢便，身體倦怠。

中醫認為這「寒濕困脾」的症狀。脾臟對濕氣的抵抗力較弱，是為受到濕氣侵襲而產生的狀態。

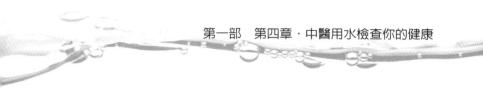

★西醫視此為慢性胃腸炎、慢性肝炎的症狀。

二、痰

總之，沒有痰是正常狀態。中醫不只注意量的多寡，也從顏色、濃度、氣味、是否容易吐出來判別。

☞ **出現血痰**

1・出現血痰、口中乾渴。

2・「肺陰虛」或「陰虛火曜」的症狀惡化時，會有血痰出現，下午會發燒。

3・痰較少，會咳嗽。有時出現血痰。稍微運動即感呼吸困難。聲音嘶啞、腰痛、背痛等。

這是「肺腎陰虛」。亦即肺陰與腎陰不足。容易引起各種合併症，要和家庭醫生商量。

★西醫認為這是肺結核、慢性支氣管炎、肺氣腫的症狀。突然出現血痰，疑為肺癌，必須接受檢查。最近確立了從早上的痰檢查癌細胞的方法。

☞ **出現黏痰**

這是「燥邪犯肺」（參照P.87）的症狀。

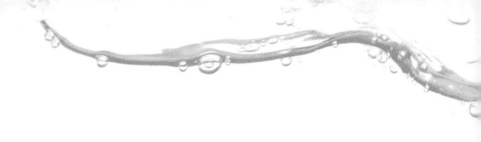

☞ 出現白痰

1・長時間持續咳嗽，出現白痰。食慾不振、沒有氣力。腹部膨脹、下痢。舌苔為白色。

這是「肺脾兩虛」。肺陰與脾陰缺乏，兩者的平衡失調，養分無法順暢地運送的狀態。由於水分停滯，因而出現白痰。

★西醫視此為肺結核、慢性支氣管炎的症狀。

2・白痰較多。咳嗽有急促的聲音。胸口鬱悶或疼痛。舌頭為白色。

這是「痰濁阻肺」的症狀。屬肺的症狀，但原因大都起自於「脾」。因此，先治脾便能治肺。

☞ 出現薄痰

痰較清、較薄，有時摻雜著泡沫，會鼻寒、流鼻水。有時會有咳嗽、呼吸困難的現象。惡寒、發燒、頭痛，舌頭為白色。身體寒冷。

這是「風寒束肺」。亦即感冒的一種。「肺」是非常敏感的臟器，對於寒、熱的抵抗力較弱，上述症狀是肺受到外氣侵襲而受寒所致。

☞ 出現黃痰

出現較黏的黃痰，同時難以咳出。咳痰時會氣喘咻咻。有頭痛、發燒的現象，喉嚨痛。鼻寒、流鼻水。尿為黃褐色，舌頭也會發紅。

這是「風熱犯肺」。也是感冒的一種，沒有寒氣。症狀若惡化，便會有夾雜著膿的痰出現。

★痰色未變濃之前就要接受診察，這在西醫中還未見發達。

　如果出現血痰或膿痰，則類似肺炎、支氣管炎、肺癌。

三、鼻涕

沒有鼻塞、不容易流鼻涕才是正常的狀態。鼻是肺臟的入口，參與鼻的狀態可以做好肺部疾病的預防。

1‧同時會出現黃色、黏稠的痰。

2‧鼻寒、流鼻水，但痰比較薄或淡些。

★西醫認為從流鼻水、打噴嚏轉變成咳嗽的現象，則疑似支氣管氣喘。

四、汗

為了反應外界環境，適度的出汗是正常的。汗會伴隨著體力的消耗而出現，因此，睡覺出汗要格外留意。

☞ 汗流不止

1 · 汗流不止謂之「盜汗」。若再出現胸口悸動、呼吸迅速、全身倦怠、臉色蒼白的狀態。

這是「心氣虛」。所謂「汗是心液」，醫生在問診時一定會詢問汗的狀態，如果不問，你自己也要提出來。

當「心」的功能減退時，會產生這種症狀。較輕時只會輕微地出汗，再惡化下去，則會大量地發汗，一發不可收拾。津液流出體外，是屬於危險的狀態。藉著服蜂王漿，可有效創造體力。

2 · 流汗不止、舌頭發紅、缺乏水氣。胸口悸動、無法平靜、失眠。頭暈目眩、耳鳴。

這是「心陰虛」。原因大多數為血液不足。在大量失血或過度使用神經時，會引起這種現象。在精神方面要祛除不安。

3 · 流汗不止、頭暈目眩、腰或膝蓋無法用力。喉嚨乾渴、臉頰發紅。胸口燥熱、有夢遺現象。女性也會出現生理不順。

這是「肝腎陰虛」。除了大量失血以外，大都是腎已經失調

所致。

4‧流汗不止、乾咳。喉嚨渴、聲音嘶啞。下午會發燒。出現血痰（「陰虛火曜」或「肺陰虛」的惡化狀態）。

5‧流汗不止、輕微地發燒、口渴。男性精力減退，女性月經量少或遲來。

這是「腎虛火曜」。腎虛指的是「腎陰虛」，這是惡化的狀態。是腎的基礎物質不足的狀態，也可能是精力失調所造成的。

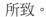 **冒冷汗**

手腳發冷、冒冷汗。覺得冷。會出現如氣喘般的短促呼吸。

這是「腎不納氣」。是腎與肺的疾病。雖然是肺的症狀，也要注意腎的狀況。

★手掌、腳底出冷汗，明顯就是壓力大。只要放鬆心情，注意情緒的轉換即可。

★西醫認為喝了含咖啡因飲料，或是罹患甲狀腺功能進症（凸眼性甲狀腺腫病）的時候，也很容易流汗。也就是所謂的冷汗直冒。但也有可能是憂鬱症。

五、尿

近代西醫有尿液檢查這一項。而中醫本來就相當重視，量、色澤、尿意、氣味等，都是診斷的依據。自古至今，全身的

「水」的象徵，就是尿液。飲用「好水」的人，尿是接近透明的淡黃色，而且氣味不強。

☞ 尿較清較長

1. 尿的顏色透明、澄清，而且排泄終了耗時較長。有下痢的傾向，早洩、陽萎。全身寒冷，尤其是手腳發冷。精神委靡、相當消極。臉色蒼白。腰和膝蓋無法出力，有時會跌倒。頭暈目眩、耳鳴。

　　這是「腎陽虛」，即腎的能量不足的狀態。生來身體較弱、老化現象加速、慢性病纏身、性交過頻的好色客，都比較容易出現這種情形。

　　★西醫認為這是慢性腎性、慢性腸炎、副腎功能減退、糖尿病的症狀。

2. 尿較清且長，一直想上廁所（頻尿）。尤其是夜晚次數較多。有夢遺、早洩的傾向。腰、背無力，臉色慘淡，聽力自然減退。

　　這就是「腎氣不回」，屬於「腎陽虛」的輕微狀態。但身體不會感覺寒冷，這是和腎陽虛不同之處。

　　★西醫認為這是神經衰弱的人，糖尿病、崩尿症、夜尿症患者的的症狀。

尤其是糖尿病與崩尿症（荷爾蒙異常），尿量會增加，一天超過二公升。因此，經常覺得喉嚨乾渴。

3．尿澄清較長，排尿次數較多。肚臍以下的腹部疼痛、膨脹，加以溫暖則感到舒服。

這是「小腸虛寒」。可能是小腸失調，或是脾腸、胃腸的不足所造成的。

☞ 尿較少

1．尿較少，整個身體腫脹。食慾不振，腹部膨脹，有下痢的傾向。全身倦怠，臉色、唇色差。

這是「脾氣虛弱」。身體的水分無法順暢地運行，故尿量較少，產生浮腫現象。下痢便不臭是其特徵。吃東西立刻感到肚子發脹有了便意。

2．尿較少，全身浮腫。尤其是下半身更嚴重。手腳發冷，腰部疼痛，胸口悸動，呼吸急促，會咳嗽，痰薄，不過卻量多。

這是「腎虛水泛」的現象。由於腎陽不足，症狀波及心、肺所造成的。

★腎病變或心不全會出現這種症狀。

☞ 夜尿症

請參照「腎氣不回」（P.94）。

☞ 頻尿

1・排尿次數較多，偶爾會有排尿痛。尿色混濁，摻雜血絲
　　或砂子。或是相反的排尿不暢。

這是因為「膀胱濕熱」。膀胱受到濕氣侵襲而帶熱所造成的
症狀。

膀胱的主要功能，是儲存尿液及排泄。尿是津液（體液）藉
著腎的氣化作用變化而來的。因此，腎陽不足或膀胱較冷時，津
液無法一氣呵成地形成尿，小便時必須花較多的時間。這便是頻
尿的原因。

★西醫認為這是泌尿器官受到細菌感染（膀胱炎等）、尿道
　結石症、前列腺炎等的症狀。前列腺炎以開始排尿的時間
　較遲為判斷依據。

2・頻尿、尿失禁、有殘尿感（遺尿）。尿較清。

這是「膀胱虛寒」。即膀胱發冷的狀態。腎陽不足是主要原
因，因此，以身體不發冷為主要原則。在生活中，切記不要攝食
太多生冷食品。

★西醫認為頻尿出現在女性身上，則可能是子宮或卵巢異常
　的訊號。此外，也有可能是神經性的症狀。

☞ 尿為黃色

1・尿為黃色而口渴。焦躁、失眠、性慾減退。

這是「心腎不交」。是心與腎的平衡失調的狀態。也可能是腎陰虛。

2・尿為黃色，頭痛劇烈。臉、眼發紅。口苦。耳鳴、有吐血、流鼻血的現象。

這是「肝火上炎」。由於肝的火（火「氣」過多）所引起的發炎症狀。

3・尿為黃尿，便秘、口渴（胃熱）。

☞ 尿為紅色

1・尿為紅色，有時會發燒。身體呈黃色。想吐、口苦。腹部膨脹，全身有嚴重的倦怠感。

這是「濕熱內蘊」。脾臟失調。是對濕氣的抵抗力較弱的脾臟受到侵襲所致。重要的是利尿，多喝「好水」。使熱下降。

2・尿為紅色，口渴、喉嚨痛（小腸實熱）。

★尿為紅色被視作血尿，必須接受檢查。從腎炎到腫瘤，各種原因都有可能。

☞ 尿為黃褐色

尿為黃褐色，排泄時間較短。有咳嗽及咳出黃痰的現象。流

鼻水、鼻寒（風熱犯肺）。

★西醫認為尿色較濃或呈黃褐色時，可能疑似肝病。如果大量出汗而尿量較少，也可能是類似的狀態，因此有必要多加注意。

六、糞便

糞便由水分、食物殘渣、腸內微生物　死骸構成。其顏色、氣味反映了構成物的狀態。光是藉著水，便能夠使得健康人的糞便（黃色、無臭味，可浮於水面）產生變化。

☞ 便秘

1．便秘伴隨著下痢，有時會出現惡臭。排便後覺不舒暢。口渴、嘴唇乾燥。腹部膨脹，按壓有疼痛感。

這是「大腸實熱」。可視為一種大腸炎。

2．時而便秘時而下痢，長時間持續腹痛。肚子會咕嚕咕嚕叫並發脹。手腳發冷。

這是「大腸虛寒」。是大腸較弱且發冷的狀態，一般而言，腸弱的人吸收養分功能都較差。以溫熱療法為主。

3．時而便秘時而下痢。女性月經量少，有時會有子宮出血的現象。胸口悸動、健忘。

失眠、臉色差。食慾減退、食不知味。

這是「心脾兩虛」。即心陰與脾陰俱不足的狀態。「心」掌管血，「脾」促進血的生成，這是中醫的想法。脾虛則血液的生成不良，結果人血也不良，更導致脾臟的功能遲鈍，形成惡性循環。壓力或大量失血導致脾臟受損，心血不足，會失眠、健忘。一旦脾弱，消化等功能減退，連帶也會造成便秘或下痢。

4‧時而便秘時而下痢。食慾不振。腹部膨脹，嘔酸水。舌苔為黃色、較厚。

這是「胃實」，也稱作「食滯」。它是指胃的消化功能減弱的狀態。食物停滯的狀態。

5‧便秘、口渴、口臭。尿為黃色（胃熱）。

★有便秘傾向，或時而便秘時而下痢，或夾雜著血絲，必須接受大腸癌的檢診。若為女性，也要做卵巢與子宮異常的檢查。

☞ 排出較硬的乾便

乾便出現，會打嗝、噯氣。口渴。肚子雖餓卻食慾不振。同時食量也較少。

這是「胃陰虛」。胃的基礎物質不足，結果導致胃的功能停滯不前了。

☞ 糞便摻血

糞便摻雜血液，食慾不振而全身倦怠。臉色不好。女性為不

正常出血。皮下可能形成出血斑。

這是「脾不統血」。脾臟的「統血功能」孱弱（參照P.105「不正常出血」）。

★關於糞便摻血，西醫也已建立檢查方法。考慮到可能是消化器官的潰瘍或腫瘤，如果糞便明顯地夾雜著血液，有必要做進一步的檢查。

☞ **下痢**

伴隨著下痢的症狀，請參照便秘的症狀「大腸實熱」「心脾兩虛」「胃實」。其他症狀則下列說明。

1・下痢、腹痛。排便後覺得不舒暢。肋骨兩側周圍有腫脹似的疼痛。胸口鬱悶、經常歎氣。精神憂鬱、易怒。

這是「肝氣鬱血」。肝受到損傷而呈現肝炎的症狀。中醫認為肝臟掌管著精神與情緒的功能。肝不好則易怒，一旦生氣又導致肝不好。如今的「心身症」，自古便有相關說法。

2・下痢、尿量少等症狀（脾氣虛弱）。

3・出現稀薄的下痢便。腹部膨脹，食慾不振。口中發黏。

這是「寒濕困脾」。嫌惡濕氣的脾臟，受到了濕氣侵襲，因此全身產生寒氣。

★這是慢性胃腸炎、慢性肝炎的症狀。

4・下痢、小便較清等症狀（小腸虛寒）。

5‧下痢、身體發寒。精神委靡（腎陽虛）。

★有下痢症狀頻繁者，必須接受大腸癌的檢查。

就中醫來說，大便是重要的體調訊號。

中國自古以來便研究多種處方，以利排便順暢。

當中的一種治療法，就是積極地喝水。遺憾的是，現代人很少注意到要「喝好水」。自來水是「壞水」，有殺死腸內有益微生物的危險。因此，必須喝好水，才能促進微生物的活性化，排泄出健康的糞便來。好的糞便是腸內微生物健康的證明，自己也可以就此判斷健康與否。

此外，糞便的氣味也是檢查的重點〔第五章〕會詳細介紹。

七、精液、性生活

不會早洩不會陽萎，才是正常的狀態。

☞ 早洩、陽萎、夢遺

1‧除了早洩，整個身體發冷。精神委靡，腰和膝蓋無法入力。臉色差，有下痢傾向。

這也是「腎陽虛」，但在此要稍微說明一下性行為的「精」與腎的關係。

腎是製造、積存整個內臟的精氣的重要所在，但就狹義而

言，它製造性行為的「精」或「精力」。女性十四歲、男性十六歲左右，儲備了充分的「腎精」，能夠製造成促進性功能的東西，結果，形成卵子和精子，提高生殖能力。因此，男性腎失調就會導致「腎陽虛」，出現早洩、陽萎等現象。

而「男女交歡」過度，也會造成腎陽虛。

2‧夢遺、早洩、喉嚨渴。身體虛弱。容易感冒。

這是「腎陰虛」。腎陽虛和腎陰虛兩者，都會導致性功能減退，但以腎陽虛的傾向較強。大量失血或過度縱慾「交歡」易引起腎陰虛。

3‧夢遺、早洩、小便較清且長也會間斷（腎陽虛之前的「腎氣不回」P.94）。

對男性而言，這是打擊自尊心的事情。中醫對此有非常深入的研究，最好還是找醫生商量，勿亂服壯陽藥之類的成藥。

八、月經

正如其名，天體的滿月到下一次滿月，歷時二十九日‧五日，而女性月經周期的平均值，也是這個數字。再加上十倍的時間，嬰兒便哇哇落地，證明天體與人體互相呼應。月經期約四天結束，若無特殊生理痛的現象，那便是健康的身體了。

☞ 月經量少

1．月經量少、較遲，不易懷孕。身體虛弱。輕微發燒、盜汗。口渴（腎虛火曜）。這是「腎陰虛」之前的階段。

2．月經量少，容易停止。有時有子宮出血的現象（謂之「崩漏」）。重複下痢、便秘。胸口劇烈悸動、健忘、失眠（心脾兩虛）。

★西醫認為長時間月經量過少或無月經，可能是卵巢腫瘤或子宮癌的症狀。

☞ 不正常出血

不正常出血或其他的情況，可能是「心脾兩虛」。除此之外，伴隨著食慾不振、全身倦怠、皮下出血等現象時，就是「脾不統血」。另外，其他一般的月經異常，泰半是「肝氣鬱血」。

★不正常出血被視作是子宮癌的症狀。

☞ 停經（比年齡更早的情況）

月經量較少，最後導致停經。頭暈目眩、頭痛、眼乾耳鳴。手腳麻痺、顫抖。肌膚乾燥……等症狀。

這是「脾血虛」。由肝陰（肝的基礎物質）缺乏所造成的。但其根本原因在於腎陰虛。

九、浮腫

沒有這種現象就是正常。浮腫是水積存的狀態，必須注意多攝取「好水」。

☞ 身體浮腫

1・浮腫、長時間咳嗽。呼吸急促、心悸。臉色蒼白。
這是「心肺氣虛」。即心與肺的平衡失調的狀態。
心掌管身體的「氣」，肺掌管「血」，右述症狀是兩者互相牽扯而引起的惡性循環。

2・全身出現浮腫的現象。腰部以下更為嚴重。尿量少，手腳冰冷。嚴重時腹部膨脹，有腹水積存。胸口悸動、氣喘（腎虛水泛）。

3・身體腫脹、下痢、尿量少（脾氣虛弱）。

★西醫認為浮腫是心臟、肝臟、腎臟有毛病的訊號。細胞組織中的「水」積存過多，出現在全身時，也可能影響到肺。肺的水腫會引起「心臟氣喘」這種呼吸困難的現象。此外，腹水也是浮腫的一種。

長時間持續站立或將近黃昏，腳都容易浮腫，並不一定是疾病的徵兆，但是，一定要保持身體輕鬆。

聆聽身體的訊息

關於以上所敘述的「人體的水檢查」，中醫在這方面，累積了長足的經驗與見識。如果發現有一種或數種現象吻合，可視為疾病的前兆。所以，要儘早重新評估自己的生活方式，避免招至病因。

也許你還不熟悉中國醫學獨特的想法，但是「總覺得腎臟有點衰弱」「身體發冷可不行啊！」這類訊息，你應該能接受吧！那麼，我建議你施行後面介紹的「健康法」。

如果內心很擔憂，或是已到疾病的階段，那麼，請速與醫生聯絡就診。最好是有一位家庭醫生。

總之，任何人都可以在家中進行的「檢查人體的水」，能夠使你在生病之前便治癒疾病，培養「上醫」之術。

（——參考文獻「中醫學概論」作者　張瓏英）

中醫建議你怎樣喝水

水是青春和活力的體現，水可以保持細胞的形態，提高代謝能力改善血循，排出體內廢物，幫助酸鹼平衡，保持皮膚的潤澤與彈性和調節體溫，機體缺水達到體重15%～20%，會導致生理機能下降或死亡。因此為保持收支平衡應注意飲水。此外還應考慮合理的飲水，人體每天的水液代謝量，需緩慢多次少量補充到體內，而不宜一次大量快速地飲水。

1‧養成早晨空腹飲水的習慣

早上空腹飲常溫白開水、礦泉水或淨化水等300～600cc左右。作用在於，⑴利用晨起空腹時水液的重力下垂作用，可達到洗滌腸胃，清除腸胃中的有毒物質，促進胃腸活動，增強消化功能的目的；⑵因夜間休息機體代謝減慢而可能出現的血液黏稠度增加，晨起飲水有利於稀釋血液，降低血液黏稠度，促進機體血液循環，增強機體代謝，防止垃圾在血液中的沉積，預防高血壓、腦溢血、腦血栓的發生；⑶可補充人體經過一夜睡眠，尿液和隱性失水所丟失的水分。

但有心臟負擔的患者如高血壓、心臟病由於大量喝水反而會

增加心臟負擔，因此，不宜一次大量進水。老年人可將飲水養成習慣：清晨、上午10點、下午4點、晚餐後兩小時各飲一次，建議你每次200～250cc。

2‧主動喝水，飲水質量是關鍵

要養成自動補充水的習慣，口不渴的時候就喝水；飲水就是要喝好水，飲水以天然的水為主，不可以酒、碳酸飲料、牛奶、果汁、咖啡等替代。盡量少喝含酒精的飲料以及可樂之類。

3‧不喝冰水和過燙的水

飲水過燙會損傷口腔、食道和胃黏膜，時間久了易引發口腔癌和食道癌。食物過燙，飲水過熱，被認為是上消化道癌症的一個物理因素；相反，長期飲用過冷的水則會損害胃腸功能。喝涼開水卻是對身體有益的，特別是清晨喝杯涼開水，可以清腦提神，開胃通便。

4‧飯前適當喝水

飯前1小時喝一定量的水，可以保證分泌足夠的消化液，從而促進食欲，幫助消化吸收。此外，每次進餐時再喝一點湯，可促進胃溶解食物，這樣既加強了營養又補充了水分，但切記不可飯前大量喝水，否則會沖淡胃液，增加胃腸負擔，影響食欲和消化能力。

5‧睡前喝水宜忌

晚上8點左右飲水被認為是最適宜的時間，因睡眠時血液濃度增高，飲水可以沖淡血液，加速血液循環。但不宜睡前大量喝

水。睡前大量喝水可增加排尿次數，尤其是老年人影響睡眠。

　　晚飯後機體活動減少，加之睡眠中人的機體代謝緩慢，水液蓄積體內，極易從靜脈豐富、肌肉組織較薄的眼瞼下溢出形成眼袋，尤其是中年以後機體代謝減慢更是如此。

　　所以，隨年齡增長應在夜間相應減少飲水量。但高血壓，心臟病患者，反而宜睡前喝水沖淡血液，加速血液循環，防止夜間栓塞發生。

壞水是疾病與老化之源

母親決定喝什麼樣的水

　　嬰兒身高50公分，體重3000公克，這是一般的平均值，而其受精卵的直徑則為0.25毫米。換言之，受精卵成長至嬰兒為止，是成了2000倍。

　　羊水100%是水，而其中的受精卵有90%是水。因此，母親喝什麼樣的水，具有決定性的意義。

　　現在的水，就這意義而言是最惡劣的。包括致癌物質總三鹵甲烷在內，大量使用的農業所污染的工業廢水之地下水，以及為了抑制污染，而注入了強力氯所形成的強力氯的水。在大廈中，貯水槽裡有有害黴菌繁殖的水。如果為人母者每天都飲用這些水，由受精卵發育為胎兒的過程中，就會受到惡劣的影響。

　　例如，罹患成人病的小孩不斷地增加，得了糖尿病與高血壓的幼稚園小孩和小學生也有與日俱增的趨勢，成為現代社會的一個嚴重問題。此外，罹患癌症的小孩也時有聞之，也有面臨著白血病，或是得了小兒氣喘等。

　　近年來，小孩罹患了異位性皮膚炎有日愈增加之勢，情況也很嚴重。甚至因為發癢或疼痛而飽嘗痛苦。這是一種過敏的現

象，因此不能喝牛奶、吃雞蛋，非常地辛苦。但是即使是這樣，無法治療的新型過敏卻不斷增加。

合成洗潔劑也是導致異位性發炎症狀的原因之一。以前，僅僅用肥皂洗水，就能夠預防很多疾病。但是，最近效果愈來愈薄弱了。畢竟，與生俱來的特異性體質並無法挽救。最可怕的是，近來水污染問題使這現象更加惡化。

另外，異常生產的情況也增加了。死產兒中，約有六成內臟突出，這類畸形兒的比例甚高。大人罹患過敏性鼻炎的情況也增加，胎兒也慘遭波及。

這些情況全都是畸形的遺傳因子所造成的。事實上，細胞核中都有水在保護。如果是受到好水的保護，遺傳因子就會發達，若是受到壞水的包圍，遺傳因子當然是會受到傷害了。

受精卵約有90%，新生兒約有80%，成人約有75%都是水。水受到污染時，即成為導致危險的元凶。

清涼飲料的可怕

不能飲用的水會危害現代人的健康，甚至會導致疾病，而人類所飲用的水的「原點」就是自來水。稍後，會為各位談及。

不過，自來水也是「不能喝」的「水」，卻還是有很多人為了圖方便而生飲自來水。

　　另外，還有一些被稱為清涼飲料的飲料，像果汁、可樂、珍珠奶茶等等，還有一些不知名的著色飲料，這是全盛時期。沒有「附加價值」，看來十分普通的水並不受到歡迎。當我看到無知的母親給小孩喝人工飲料，心裡就感到十分難過。

　　清涼飲料的「原料」是沒有氧的「死水」。而且，還加入了人工甜味與合成色素等不良物質。

　　最大的問題在於這些飲料的糖份過多。糖份攝取過多，會導致食慾減退，本來想要吃的東西，也吃不下了。這也是導致糖尿病的原因。

　　此外，較多的糖份會奪去體內的鈣質。鈣質是骨骼和牙齒的主要成份，使身體維持弱鹼性，具有抑制病原菌的作手。但是攝取過多的糖份，會使鈣質大量流出體外。因此，飲用可樂過量，而導致蛀牙和骨質疏鬆的問題，實在是得不償失。

　　另外，清涼飲料中所含的磷也會奪去鈣。速食品與加工奶中大量含有磷，吃這些東或喝加工飲料的小孩們，身體當然會變得很屎弱。使用重化學合成添加物的食品，對人體會造成何種影響，其後果是可想而知的。

　　而且，不只是在肉體方面造成負面的影響。鈣的缺乏會使人焦躁，這是形成校內暴力與兒童虐待的原因之一。當然，這種身心的損害不僅限於大人，連小孩也會受到影響。

另外，清涼飲料會成為一種習慣性。根據某間學校的調查，每天飲用的學生將近五成。而且，一天喝一公升以上的學生佔15%。不喝好的水，光喝帶有顏色的飲料，看起來似乎非常時髦，但是這些現代飲料卻是使人類身心受損的一大原因。

臭便會導致疾病

現在的社會，賣的全是「壞水」。但是，其致病的過程卻不為人知。加入了過度的糖份與致癌物質的「水」，很明顯地是謀殺健康的「犯人」。

此外，還有一些無法掌握其因果關係的「怪水」以及來路不明的「怪飲料」。

在此，不各別探討「病原水」，而探討就整體而言，會傷害身體相關的水。最大的線索，就在於糞便的味道。

在〔第一章〕中，曾談及生病的人的糞便會非常臭。反過來說，則是「具有惡臭味的大便，會製造疾病。」一旦恢復健康以後，惡臭會立即消失，希望各位能夠了解這一點。

大便之所以會散發出惡臭，是由於腸內異常發酵所致。這症狀不只是會使糞便產生惡臭，也是造成臭屁、強烈口臭、帶有臭

味的噯氣，以及導致便秘、下痢、消化不良等的原因。

惡臭的根源物質是硫化氫、氨氣、胺類、酚、哚吲等物質，最具代表性的是硫化氫，其中具有「會產生如臭雞蛋」似的成份，就像是臭鴨蛋所散發出來的味道一樣。

硫化氫本身對身體而言，是有毒的物質。在非洲，發生了由科麥隆火山口流出的硫化氫氣體，奪走數千人的生命的悲劇（一九八六年八月二十一日）。

相信大家也很熟悉氨氣的味道，氨氣本身也是有毒的物質。肝臟功能不良的人，難以分解有毒的氨氣，因此會變得焦躁，嚴重時甚至會產生意識障礙。這和中醫的想法有共通之處。

在胺類中，為大家熟知的是組織胺。這會釋放出惡臭的物質，也是導致濕疹、皮膚炎、蕁麻疹、氣喘等症狀的誘因。

此外，肝臟不良的人也可能會因組織胺而引起胃潰瘍或十二指潰瘍等症狀。

另一就是亞硝基胺這種「劇毒」的惡臭源。亞硝基胺是胺的一種，但是卻是著名的致癌物質。自來水中所含的硝基鹽，是造成胃癌、大腸癌、膀胱癌的原因。

酚也是具有強烈氣味的腐食性毒物，疑似致癌物質。對肝臟也會造成不良影響。

哚吲是洋蔥腐爛時味道的根源，也是誘發白血病、淋巴腺和膀胱癌的物質。

腸中棲息著100兆個微生物

　　經常排出劇烈惡臭糞便的人，居然不會生病，這真是件不可思議的事。

　　那麼，這些有害物質如何在體內製造出來的呢？

　　這是棲息在人類腸內微生物的作用。其功能無法正常運作時，在腸內會引起異常發酵，就會製造出這些有害物質來。這時，就必須要加上「壞水」的作用了。

　　人類腸中，約棲息著100種100兆個微生物！新生兒的腸中，沒有這些物質的存在，但是在出生二十四個小時以後，就會產生幾近於成人相同比率的微生物。究竟這些微生物是從哪裡「冒」出來的，至今仍不得而知。

　　腸內微生物中，包括有害的與有益的二種。腸內細菌如沙門氏菌、傷寒菌、赤痢菌、大腸菌、腐敗菌等，都是有害菌。

　　另一方面，有益的腸內微生物也很多。

　　有益的腸內微生物會發揮有意義的作用，有助於消化、分解、促進荷爾蒙，分泌酵素，固定氮，與免疫也有關。如果沒有這些微生物的存在，恐怕人類也無法生存了。

最具代表性的有益腸內微生物是「乳酸菌」，其中以「雙叉乳桿菌」最為有名，而成為家喻戶曉的優酪乳飲料。

乳酸菌是把人類所食用的米和麵包等碳水化合物進行分解，而製造出乳酸的微生物的總稱。以母乳哺育的嬰兒的糞便，約有95%都是雙叉乳桿菌，糞便的色澤與形狀都十分美麗。

一旦步入高齡以後，排出沒有雙叉乳桿菌糞便的人約佔三成，具有嚴重的惡臭，是污濁的糞便。

雙叉乳桿菌是製造乳酪、奶油、清酒、醬油等不可或缺的益菌。另外，還有乳酸菌的同類如：乳酸桿菌、腸球菌等，一般都稱之為「好菌」。

這些好菌由於遭到來自水中的氯和總三鹵甲烷的破壞，受到很大的損害，也產生了「壞水」的影響。

異常發酵的主角是「壞菌」

另一方面，最具代表性的「壞菌」是腐敗菌。分解人類所吃的蛋白質、製造出腐敗物質，而成為惡臭的根源。腸內異常發酵的主角就是這種菌類。

腐敗菌在正常範圍內的量，都會發揮某種程度有益的作用。

但是，具有惡臭味的糞便與臭屁，很明顯地是腐敗菌過多，身體製造出有害物質的證明。這是因為大便中約有一半是腸內微生物的屍體所形成的。

腐敗菌包括大腸菌與梭狀芽胞桿菌等，會分解蛋白質，形成硫化氫、胺類、氨等對人體有害的物質。

這些成為惡臭根源的有害物質經由腸管吸收以後，運送到肝臟進行分解。肝臟權攬全身的解毒作用，是重要的臟器。

但是，有害物質的量過多時，對肝臟而言，形成一大負擔，會誘發肝發炎與肝硬化。這些有害物質流竄至身體各處，也會產生惡劣的影響。

另一方面，腸內製造出來的有害致癌物質，積存在腸內，也是引起癌症的關鍵。

所以說，排出惡臭便的人，即證明其身體正處於有害物質增加的危險狀態。因此與其認為是疾病的產生而導致惡臭便，還不如說是惡臭便的產生而導致疾病。其理由由以上的敘述，相信各位就能夠了解。就這一點而言，長壽村的老人會排出有如嬰兒一般的糞便。

肝臟接受解毒作用的物質，再次回到腸內被「排泄」掉。由腸回到肝，再回到腸的循環，是人類生存上根本的系統之一。為什麼呢？因為不只是腐敗的物質，藉著有益菌分解的營養，也藉著這循環，而成為身體的食糧。這循環系統正常時，人類的身體就會健康。但是，受到有害物質的污染時，就會引起各種疾病與

失調現象。

　　對於生命活動而言，促使這基本循環活動的根源，就是腸內的各種微生物。微生物生存的根本，就在於水。

微生物也藉著「水」而生存

　　事實上，其構造至今仍不得而知，但是只要觀察以下的事實，就能明白其意義了。

　　改飲用好水，就能夠使大便的惡臭銳減。

　　前文中曾談及，神戶的誠仁會協和醫院經常要患者飲用電解水，以促進病情的改善。最顯著的效果就是糞便不再具有惡臭味，形狀也十分美麗。換言之，腸內異常發酵的現象得以抑制，硫化氫與胺類等有害物質就會減少。

　　而且，壞的腐敗菌會藉著水的替換而減少，恢復至正常範圍內，換言之，形成正常的腸肝循環。不只是電解水具有這效果，由「礦泉水」中，也能得到這種效果。

　　但是，現代的「壞水」卻是導致壞菌增加的原因。加入氯的自來水，會害有益的微生物。加入合成保存料等添加物的速食品與各種飲料等，也被列為「嫌犯」之一。距自然狀態十分遙遠的

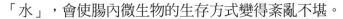

「水」，會使腸內微生物的生存方式變得紊亂不堪。

為什麼呢？因為這些微生物約有70%~80%都是水份，由其生存方式來看，水份是不可或缺的基礎物質。

一旦攝取的水是壞水時，微生物的狀態變得異常，並無可議之處。遺傳因子受到壞水的影響，而變得惡劣的情況，是相同的道理。如果把水換成好水，腸內微生物也能恢復原先的姿態。

此外，關於腸內微生物，林秀光先生有以下的假設：

「棲息在人類腸內的100兆個微生物，就整體而言，可以將之視為臟器。以進化論的觀點來看，肝臟、腎臟、胰臟等獨立的臟器，是以此為『原型』。」

觀察腸內微生物的各種作用，會發現它們與各臟器一併作業，如果沒有它們，人類根本無法生存。人類的身體在含有微生物的大大合流中，綜合地藉著整體的構造才能夠生存。整體的流程若有某個部位中斷——例如，壞水侵入時——就會導致身體失調或罹患疾病。

此外，西醫所不了解的中醫，也不個別地探討臟器，而當成作用的系統來深入探討。由上述的說明，相信各位就能夠了解這種想法、總體的基礎物質、能量腎陰、腎陽的概念了。

癌症是因水的紊亂而起

　　對目前人類的健康而言，最大的敵人是——癌症。

　　目前，其原因與療法尚不為人知，但是癌症卻是因「水的紊亂」而起的。首先，在一九七四年時，美國的醫學專家達馬迪恩發表了以下的研究成果：「正常的細胞周圍的水構造化，水分子整齊排列。癌細胞周圍的水構造化較少，分子紊亂而不穩定。」

　　此外，韓國科學院教授全武植先生又有以下的敘述：「正常遺傳因子周圍的水，好像保護遺傳因子似地，非常整齊地包圍著它。引起異常的遺傳因子周圍的水，具有紊亂的構造。此外，在保護遺傳因子的構造方面，水具有重要的作用。」

　　癌症是細胞中的正常遺傳因子變異為癌症遺傳因子而導致的結果。而且，不只是癌症，各種疾病都是由於遺傳因子異常而製造出來的。

　　由以上的敘述，林秀光先生說：「並不是因為癌症，而導致水紊亂，是由於水分子紊亂，才形成癌症。」

　　他更進一步指出，只要把水改為良質水，癌症很可能會被治癒。我非常贊成這說法，全武植教授也提出了以改用良質水治療

癌症的卓見。

那麼，在分子階段的水的紊亂是如何產生的呢？詳細的情況尚有待今後的研究，現試推論如下：

受到化學物質的污染，「人工製造」出來的水等，這些處於異常狀態下的水，分子非常紊亂。分子的紊亂配合致癌物質與其他要因等組合，使人類罹患癌症。關於這一點，與下述的「游離基學說」互相吻合。

原始的自然很可能甚少出現這種紊亂的現象，就像「生命活水」一般，分子排列整齊，能夠發揮治療效果的水並不少。如果能喝到理想而自然的水，就能夠使生命活動調和，重新調整生命的動力。

在世界各地，都有所謂的「生命活水」，在這其中，當然也有與人體特別調和的水。

例如，北極的雪溶水能夠自由地通過食道壁，吸收迅速。使肉體恢復年輕，獲得健康，促進浮游生物繁殖，增加農作物的收穫量等等。

這是蘇聯的迪爾普哥里茲所發表的研究報告。根據迪爾普哥里茲的說法，老化的原因是由於體內類似雪溶水構造的水不足，因此構造不同的水增加所造成的。

游離基是凶暴的異類分子

在此，稍為各位說明「游離基學說」。

游離基亦可稱作「原子的淘氣孩子」。

例如，用放射線照射H_2O這由原子修橋舖路而成的水，氫和氧會勉強地被拉開、形成OH與O這二個不穩定的部份，其中的分子即游離基。

原子是由陽子與圍繞在其周圍的電子所形成的。電子通常是成對的，即電子的數目雙雙成對，形成偶數個時，才會穩定。

但是，現在的水藉著放射線的照射，而產生異常事態，如一個電子被奪走，或是多了一個電子，這就是游離基。

換言之，是分子被強烈拉扯所造成的結果，而形成了「帶有無法成對的電子或原子，或是原子的集合體。」

游離基的電子是奇數個，所以非常不穩定。因此，會從其他分子中奪取一個電子，而藉此想要獲得穩定。但是，被奪走的分子又會去奪另一個分子的電子，在不斷的爭奪過程中，產生了連鎖反應。這亦稱之為「游離基反應」。

使細胞膜生鏽的可怕

　　游離基先攻擊的是細胞膜。細胞膜是由蛋白質和不飽和脂肪酸所製造出來的。游離基的攻擊致使不飽和脂肪酸氧化，而形成過氧化脂肪（腐爛的油脂）。氧化即使細胞膜生鏽。

　　細胞膜本身沒有出入口。攝取營養與釋放出老舊廢物的代謝作用，全都是透過細胞膜而進行的。因此，如果細胞膜生鏽，可就糟糕了！

　　氧化的過氧化脂肪本身形成游離基，製造出新的游離基來。

　　接著，由於游離基的氧化，使細胞膜破裂，而侵入內部。

　　細胞中，聚集了許多會發揮重要作用的小器官，如DNA、溶酶體、腺粒體等。DNA是一種遺傳因子，很容易受到游離基的破壞。如此一來，就會導致生命活動中樞的紊亂，會發出錯誤的指令，造成錯誤蛋白質的合成，就會導致癌細胞的產生，導致這種嚴重事態的發生。

　　溶酶體會吞噬侵入體內的病毒或異物，其中含有數十種重要的酵素。不過，腺粒體膜也是由不飽和脂肪酸所形成的，很輕易地就會被游離基破壞，由內部釋出「加水分解酵素」，溶解細胞

內部。

腺黏體是細小的腺球體，是產生能量的母體物質。心臟的功能人類的體力等，都與這重要的小器官有關，也容易受到游離基的破壞。

由以上所敘述的游離基破壞的構造，與分子紊亂的水一脈相通。紊亂的水可能就含有大量的游離基。

那麼，游離基是為何而產生的呢？

分子被勉強奪走以後，就會產生游離基。奪走的力量包括宇宙線、放射線、X光、太陽光線（紫外線）、工場或汽車排放的廢氣、香菸的煙與光化學煙霧等。甚至有人說光是坐在飛機上，都有可能會產生游離基。

另外，食品方面也具有促使游離基發生的可怕物質，即含有大量不飽和脂肪酸，或是久了以後，形成過氧化脂質的食品。例如：熏製、曬乾的魚、過期的花生醬、洋芋片、炸過的速食麵（尤其是加上化學調味料或食品添加物），還有使用氧化油的油炸食品等。

當然，藥品也會有危險物質的存在。在肝臟分解時，會形成過氧化脂質，包括高膽固醇治療劑、經口服抗糖尿病劑、安眠藥製劑、抗癌劑等等。也許，讀者會因而產生無所適從之感吧！

其次，在生物體內，也會自然地發生游離基。例如：細胞內的腺黏體本身為了製造出能量來，會產生游離基。因此，在這一方面，為了不使生命活動停滯，隨時都可以製造出游離基來。精

神壓力也是游離基形成的原因之一。胃潰瘍等就是由於壓力，使胃的內壁導致游離基狀態的結果。

游離基本身的壽命非常短，大約只有一秒鐘的數千分之一而已。最具代表性的游離基，包括氫氧基OH、超氧化基$H^+ + O_2$、過氧化氫$H + O_2$、過氧化脂質。前述的過氧化脂質，是最接近人類，為老化原因（老化的原因之一為體內的氧化）的可怕物質。

硒是去除「體鏽」的物質

但是，人類的身體與生俱來就具有抵抗游離基的力量，最其代表性的就是酵素。

在這其中，以肝臟製造出來的谷胱甘酞過氧化物酶為代表。這是由硒這種微量礦物質所製造出來的酵素，因此含硒的水對身體而言，非常地好。這是由於具有這種抗癌的力量所致。在美國，把硒當非抗癌劑來使用，土壤中含硒較多的地區，癌症較少，這是根據調查而得知的結果。

而由硒所製造出來的酵素，谷胱甘酞過氧化物酶會藉著氧化而還原，即為具有還原作用的物質，亦即我們所謂的「去除體鏽的物質」。

能與游離基相抗衡的抵抗勢力，還包括體內的維他命E、維他命B₂、維他命C等。

這其中，維他命E具有強力的抗游離基的力量。和硒不同的是，維他命E本身能防止脂質本身的氧化。此外，維他命E有助於硒提高抗癌的力量。對於老化的防止而言，非常地重要。

以上的游離基學說在分子生物學與分子物理的範圍中，已經成為常識。同是由於分子和原子階段的紊亂，而產生的「水紊亂學說」與此也有相疊之處。

進一步探討，水的紊亂可能是由於水的游離基化所造成的。因此，將水替換成好水，想必能成為重拾健康的理由。

老化即乾燥的過程

身體的老化以另一角度來看，也可以視為是水份減少的現象。新生兒的80%，成人約75%體內的水份，到了成為老人時，只剩下50%的水份。因此，「老化是乾燥的過程」，這是由於水本身具有新陳代謝的作用所致。

但是，同是老年人，有的人看起來卻非常年輕。也有二十歲的年輕小伙子，看起來卻像四十歲的中年人一樣。其差異就在於

體內水份的減少。身為生命根源的細胞內的水，有的人會隨著年齡的增長而減少，有的人卻不會減少。

細胞內的水含有鉀離子這種微量的成份，這與「生命力」有關。例如，水果在含鉀較多的土壤中孕育，會較為甘甜，水份也較為飽滿。

伴隨著老化而產生的細胞內水的減少，使鉀流失，致使細胞不再意氣風發。鉀的減少是老化的確實指標，因此經常喝含鉀的「好水」的人，較不容易老化。而經常飲用「壞水」或不喝水的人，則會加速老化。

與鉀相反的鈉的增加，就是老化的象徵。水份減少時，鈉會開始進入細胞，引起神經系統或肌肉的老化、異常等，例如，意識障礙、肌肉痙攣、麻痺、肌肉力的減退等等，都是由鈉所造成的惡果。

體內的水份會隨著年齡的增長而減少，但是也很可能是由於以下的因素所造成的：新陳代謝弛緩，使得體內的水份減少。腎臟的水份再吸收作用減少，大量排出稀薄的尿液。

這狀態證明了老化本身和水有密切的關係，要防止老化，一定要好好地攝取水才行。

事實上，某些老人之家藉著大量飲水，根據資料顯示的確能降低老年人的死亡率，並延長平均壽命。良質水與防止老化絕對息息相關。

「好水」是美容的關鍵

隨著年華的逝去，一般人都會愈來愈重視「美容」。

嬰兒或小孩會擁有潤澤的肌膚，但是富有光澤的肌膚會隨著年齡的增長而消失。皮膚會變得乾燥，出現疙瘩、斑點、小皺紋，看起來似乎很骯髒。

皮膚會出現小皺紋，是因為細胞內的水份減少，皮下組織萎縮所造成的，長疙瘩則很可因為便秘等水份的新陳代謝不順暢而產生的。

美容方面很明顯地也與水有關。

最重要的是血液紊亂時，是美容的大敵。製造皮膚素材的是紅血球，換言之，乾淨的血液才能創造美麗的肌膚。因此，成為血液之源的水，必須是好水才行。

就如前文所述，針對一百名美國女性所做的問卷調查顯示，她們共通的美容法就是「喝好水」。

現代人幾乎不喝水，這當然與自來水的污染有關。由於自來水太難喝，因此漸漸地都變得較喜歡喝果汁或咖啡等飲料，結果糖份攝取過量，就這樣反而傷害到皮膚。

　　這些飲料不能大量飲用，因此會造成水份補充的減少，容易導致便秘，排尿量較少，體內有毒素積存，對肌膚也會造成損傷。此外，水中的氯、化學物質與清潔飲料中的食品添加物會使血液污濁，而直接傷害肌膚。

　　年輕時，對於老化的現象常會掉以輕心，但是在年過三十以後，就開始會注意到「老化」的現象。「老化是乾燥的過程」，因此若不下意識地多喝水，老化的情況會更為嚴重。

　　此外，白髮、掉髮、少年禿等，也與水有關。利用好水來替換，就能治癒禿頂，使黑髮復甦。

　　化妝品的水質也是決定性的關鍵。塗抹了與好水相同成的化妝品，就能夠「使斑點、皺紋變淡，擁有潤澤的肌膚」、「產生光澤」等，全都產生了好的影響。

　　所以說，與其塗抹大量的高價化妝品在臉上（這也會增加皮膚的負擔），不如每天多喝好水！

6. Chapter

這是「奇蹟之水」

何謂傳說中的「奇蹟之水」？

　　流傳於世界各地的「奇蹟之水」傳說，到底意味著什麼呢？例如：「魯魯特泉」是在庇雷尼山系中著名的聖泉，傳說塗抹這裡的水可以治療眼病。在聖經和佛典中，也有很多以神奇之水治療疾病的故事……

　　在這世界上，的確是有「特別的水」，能夠使鮮花不會枯萎，釘子不會生鏽，對人類而言也是好水。

　　本章試就能飲用的特別的水與好水，用科學的方法為各位介紹，並作一說明。

　　前文中已談及，人類本來是沒有必要生病的，只是因為環境的變化，尤其是水的污染等問題，而導致現代病如癌症與成人病的出現。佔人體75%的水，對人體當然會產生很大的影響。只要把水替換為好水，就能夠使真正的健康復甦。這在前文中，已經為各位提及，在此只是扼要地再次說明。

　　那麼，替換成好水以後，會發生什麼情況呢？在此，就其基本的構造，簡單地為各位作一說明。為方便各位了解起見，因此稍作整理以後，簡單說明如下。

利用「良質水」使身體復甦

　　每天適量飲用「良質水」，能使身體的新陳代謝恢復原有的狀態。換言之，能使食物的消化吸收良好，血液循環順暢，營養能順利地運送至身體各處。老舊的廢物能順利地排出體外，尿、大便與汗等也能正常而規律地排出，重要的腸內微生物也能夠正常化。

　　細胞之水藉良質水的替換，能促進酵素與離子的功能活絡化。乾淨的水能夠保護遺傳因子DNA，進行正常的活動。

　　一旦達到這種健全的狀態時，能夠增強身體的免疫力與抵抗力，不會受到少許病原菌與致癌物質的侵襲。人體所具備的自然治癒力能夠重新復甦，能夠擁有足以戰勝疾病、抵抗疾病的身體，這就是「預防醫學」的觀念。

　　好水能夠使人類的身體恢復健康，肌膚充滿光澤，小皺紋或斑點遞減，掉髮或白髮減少，黑髮重新出現。血液能夠順暢地流動，膚色和唇色都充滿生氣。

　　在感覺和精神層面上，也會產生好的影響。消化與吸收能力良好，食物吃起來當然就會覺得是人間美味了。例如，應時的蕃

茄就能讓人聞到夏日陽光的味道。因此，就不必去追求較為刺激而過食的傾向，吃個八分飽就非常滿足了。

眼和耳的作用也能夠活性化，感受到外在世界的快樂。精神也能夠恢復到放鬆的狀態，彷彿又回到了無憂無慮孩提時的快樂時光一樣……

當然，失眠與焦躁等情況會大量減少，能夠增強對外來壓力的抵抗力。由內側湧現出創造的力量，不只是健康，連生活也能過得更美好。這與大自然、大宇宙整體的循環是一致的。

僅僅是把一般水換成良質水，就能夠產生這些優點。這並不是奇蹟，只是使人類原有的力量復活而已。但是，這在現代生活中，是寶貴而難以達到的理想。不過，你起碼能夠做的是減少喝壞水、避免喝壞水……

「特別好水」的三大條件

所謂「良質水」，究竟必須具備那一些條件呢？首先，先列舉以下最基本的條件：

一、沒有病原菌等的存在，沒有受到污染，非常乾淨的水。

二、沒有添加氯與總三鹵甲烷等「添加物」。

都市的自來水並不具備上述基本要件。為了消除污染而加入氯，結果卻招來了總三鹵甲烷等可怕的有害物質。

在〔第七章〕將會深入探討為了改善自來水而做的淨化裝置。在此，各位只要牢記「儘可能接近自然狀態，純粹的水」這一點，就可以了。其次，則要「飲用生水與美味的水」。昔日沒有污染的水可能能夠滿足上述的條件，但是目前已今非昔比了。

以上的條件是屬於最基本的要件，然而能力更強、能量更佳的「特別的水」則必須需要積極的條件。在此，簡單敘述如下：

1·含豐富而均衡的必須礦物質。

2·適當「磁化」的水。

3·分子排列整齊，密度較高的水。

雖然為了嘗試滿足這些條件而製造「人工水」日愈興盛，但是自然的地下湧出的山泉水（所謂「名水」）還是會較好。

那麼，具有這些特別條件的「良質水」究竟祕密何在呢？會產生何種效果呢？要從哪裡得到呢？在此，為各位說明如下。

礦物質為第一要件

首先，先探討礦物質。說到礦物質，相信讀者首先會聯想到

礦泉水。現在，礦泉水已蔚為一種風潮，而成為無數的商品在市面上銷售。包括國內外，這世界上大約有數百種、甚至上千種以上的礦泉水。

但是，礦泉水也各有不同，尤其是要達到「好」的標準，恐怕會十分困難。大家還是要選擇條件較好的水。

簡單地說，含有大量礦物質的礦泉水就是好水。

礦物質指的是鈣、鎂等礦物質的成份。在這其中，包括了鋅和鐵等對人類有益，不可或缺的「微量元素」。

這些礦物質，尤其是鈣的成份較多的水，即「硬度較高的水、硬水」。含鈣的較少的水，則稱為「硬度較軟的水、軟水」。如果硬度過高，並不適合當成飲料。在歐洲，這一類的水很多，因此具有「適度柔軟性」的礦泉水會較發達。

根據歐洲EC的基準，礦物質的定義如下：

1・深處的地下水。

2・由原水直接採取，不添加添加物與加熱殺菌，在當地裝瓶封罐的水。

3・含有對人體有益的礦物質，成份不會變動的水。

4・能夠防止水質污染，隨時致力於周圍環境保全的水。

一言蔽之，就是「不被環境污染，含有礦物質，不經過任何加工的良質飲料天然水」。

礦物質的種類

　　良質的天然水中所含的礦物質，是經由長時間滲透在地下的岩層，溶解於水中的礦物質。其過程中，完全過濾出有害的生物等有機物，而只留下有益微生物的「作用」。

　　礦泉水的成份會因採取處的不同，而有所不同。

　　真正的礦泉水也可以說是當地的「風土與歷史的紀錄」。

　　再看一下詳細的礦物質的內容。

　　首先，除了鈣以外，還包括鎂、鈉、鉀、鐵、鋅等。這都是溶解於水，以陽離子的型態包含在水中的物。如果以「酸、鹼」性的pH值來區分，是屬於鹼性的，稱為鹼性離子。人工的鹼離子水則是以人工方式，把鈣「濃縮」而成。

　　其次，即氯、硝酸、碳酸、硫酸等，以陰離子的型態包含在水中。這些物質被稱為酸性離子。

　　以上為礦物質成分的內容。礦物質在水中的含量，會決定水質、味道、香甜與其「效態」。尤其是對身體而言，具有均衡礦物質成份的水，就是「特別良質水」。

　　對國人而言，這種礦泉水以某種意義來說，是不可或缺的飲

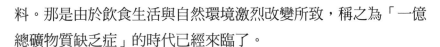

料。那是由於飲食生活與自然環境激烈改變所致，稱之為「一億總礦物質缺乏症」的時代已經來臨了。

為什麼會罹患礦物質缺乏症呢？

這是由於飲食生活的歐美化。由於太過偏重以肉食為主的飲食生活，攝取過多的動物性蛋白質與脂肪，使體內酵素分解不完而引起炎症狀，造成鈣等礦物質缺乏。此外，清涼飲料或速食品等缺乏礦物質，攝取過量時，會奪去體內的礦物質。咖啡等飲料中所含的咖啡因，會使維他命與礦物質等過剩排泄。

其次，即礦物質本來是在蔬菜與海藻類中含量較多，但是近來蔬菜本身所含的礦物質也減少了。這是由於大量使用化學肥料與農藥，而使土壤遭到破壞的結果。海藻則由於危險的重金屬污染滲透，而失去了控制。

除此以外，包括水質污染在內，自然環境的惡劣化，使得必須進入人體的礦物質嚴重缺乏。地球的污染與我們的身體具有密不可分的關係。

礦物質是身體重要的螺絲

為什麼人類需要礦物質呢？在美國，一般人都認為礦物質比

維他命更重要，與疾病有關，製成錠劑來銷售，十分暢銷。

　　人類為了生存，人體需要蛋白質、糖類、脂肪、維他命、礦物質等「五大營養素」。如果能經由飲食的型態攝取到這些養分，這是最好的。對於身處於良好自然環境的人而言，這是可以輕易辦到的。

　　蛋白質或脂肪製造人類的肉。促使肉得到的能量，則能夠由糖類中得到。能夠促使其活動，進行物質轉換的必要物質，就是維他命與礦物質。

　　這其中，尤以礦物質為製造酵素與荷爾蒙的重要素材。

　　一旦缺乏礦物質時，就好像機械中掉了一個重要的螺絲一樣，會產生身體失調或疾病等不良的後果。礦物質佔人體體重的6%左右。

　　在此，再看一看礦物質的作用。首先，是鈣質。鈣質的礦泉水中，含量最多的成份。

鈣是骨骼形成的主將

　　對人體而言，鈣是僅次於蛋白質、脂肪、糖類大量必要的成份。約佔體重的2%的鈣，主要是用來形成骨骼。

除此以外，鈣對於肌肉的運動與神經的傳達也具有很重要的作用。血液的凝固與細胞內的「電氣」與鈣也有關係，是非常重要的礦物質。

最近，因缺乏鈣質而導致焦躁的情況屢見不鮮，由此可見其在精神層面上的作用。

人體必要的鈣質量，一天約需600毫克。現代人大多是由牛奶、乳酪與奶油等乳製品中攝取。但是，國人由於體內酵素的關係，所以很難吸收乳製品中的鈣質。因此，這方法並不可行。

以前，我們經常會從沙丁魚乾、海藻、小魚等中，攝取大量的鈣質。近年來，由於飲食的方式改變，反而比較不注重這些了。但是，就目前的狀況而言，我們嚴重缺乏鈣質，小孩之所以會發生骨折、蛀牙、虛弱體質、焦躁等症狀，鈣質缺乏為原因之一。要補充缺乏的鈣質，礦泉水能夠產生一定的效果。

礦泉水中，含量最多的礦物質就是鈣，因此嚴格說來，就是重碳酸鈣這輕微發泡的成份溶解於水中的物質。

以這種型態來攝取，鈣能充分溶於水中，包圍鈣的水分子十分整齊，而且均勻化。因此，密度較高，這種狀態下的分子，即是「良質水」的條件。所以這時候的鈣質也是屬於人體容易吸收的理想型態。

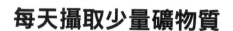

每天攝取少量礦物質

鎂、錳、硅、鉀等，都是人體不可或缺的礦物質。如果是特別的礦泉水，當然會適量地含有這些礦物質。但是其量也會因水的種類不同，而有所不同。

鎂、錳、硅等和鈣，都是細胞的素材，被人體所吸收。鎂對於因刺激而會提高肌肉興奮的神經興奮，會具有抑制作用。鎂不足時，心臟容易悸動，而會導致心臟病。

此外，血液或淋巴液等體液會受到鈉與氯的支配，細胞內液則受到鉀和氯的支配。

關於鐵的重要性，自古以來就為人所知了。一旦鐵分不足，血液中的血紅蛋白無法形成，很容易會引起貧血。

鋅是與心臟功能有關的礦物質，與性功能的關係也很深。一旦缺乏時，會延遲發育。

由此可知，這些為大家所熟知的礦物質，都是人體不可或缺的重要成份。由於每天都一定會「消耗」固定的量，因此每一天要攝取必要量才行。

劃時代的「微量元素」的祕密

最近，特別引人注目的就是「微量元素」。微量元素不僅具有支配生命活動的作用，也能預防癌症或心臟病，或用作於治療癌症與心臟病的用途上，具有劃時代的效能。這種微量元素也是礦物質，是「好水」中所含的成份。

形成人體的體形，使人類生存的元素稱為「必須元素」。必須元素包括佔人體96%的主要元素（氧、碳、氫、氮），佔3~4%的準主要元素（鈣、磷、硫、鉀、鈉、氯、鎂），以及佔0.02%的微量元素這三種。

微量元素指的是鐵、鋅、碘、銅、錳、鈷、鉬、硒、鉻、矽、氟等。由於分析技術的進步，我們也逐漸了解微量元素在體內的作用了。

一般而言，微量元素是「能夠接受電子，有助於氧化、還原反應」的物質，也能夠成為能量的觸媒與酵素的構成物質。這是荷爾蒙形成不可或缺的物質。

一旦缺乏微量元素，生態功能會形成部份下降的情況，長期持續下去就會成為各種疾病的原因。不過，如果攝取過量，對人

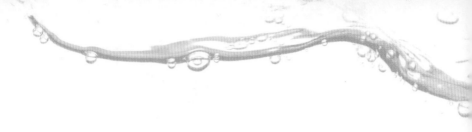

體也不好。

微量元素缺乏症中，碘的缺乏會導致甲狀腺功能降低，而鈷的缺乏會導致惡性貧血，以及鉻的缺乏會導致糖尿病等等。在世界各處，這都是相當普遍的現象。

微量元素如文字所示，量非常少。如果能在平常的飲食生活中攝取，這是最理想不過的事。但是，現代人的飲食生活中，在各種條件下，就整體情況而言，已經造成嚴重的缺乏了。

例如，以前沾上泥土的蔬菜，只要略加清洗一下，就可以吃了。泥土中，含有珍貴的微量元素。同樣地，以前的小孩經常會赤著腳丫子，在泥土上奔跑。這種種「自然狀態」已經銷聲匿跡，而土壤本身也發生變異，因此造成這種微量元素的缺乏。

硒的神奇力量

因此，對於現代人而言，飲用含有微量元素的水是必要的健康法。不僅如此，對於特定疾病的治療也能夠展現良好的成果。其象徵的例子就是硒。第一位用硒來治療疾病人，是美國的帕斯瓦達博士，他作了以下的敘述——

「硒的正確攝取能夠延遲老化，增強身體的免疫功能，促進

活力。硒也能夠預防關節炎，減輕痛苦，預防白內障的惡化，增強對抗感染症的抵抗力，治癒的例子並不少。此外，硒也能促進健康的性生活，同時提高性功能的效果。」

　　微量的硒對疑難雜症有效的原理，已經在〔第五章〕游離基的部份為各位談及，在此，試說明硒到底對哪一些疾病有效，列舉如下：

1・硒能夠「掃除」游離基，產生預防與治療癌症的效果。此外，也能夠顯著減少因癌症而進行的化學療法。

2・與維他命 E 互助合作，生產能促進心臟跳動的酵素 Q，對於心臟病的預防與治療有效。

3・為谷胱甘酞過氧化酶的主要成份，能夠預防肝臟的硬化與壞死。

4・具有強力的消炎作用，因此在神經病、風濕、膠原病、關節炎等症狀方面，能夠產生預防與減輕的效果。

5・能夠促進精子的生產與活性化，增強性慾。

6・防止鉻、水銀等重金屬之害。

7・提高免疫力。

8・延遲老化的進行。

從「良質的生水」中獲得硒

硒雖然不曾被視為「毒物」，然而在微量元素中，也有被輕視的歷史。以前未經破壞的土壤，含硒量非常豐富，所以根本不會攝取不足，因此從不認為它是重要物質。

的確，只佔人體0.02%的微量元素，若攝取過量的話，一定會產生問題的。

但是，現代人的硒攝取量必要值大幅度減少。根據前文所述，這也是國人癌症死亡率大幅度上升的原因。由此可見，如何補充微量的硒，這是一大問題。

如果要從自然飲食中攝取，以大蒜、蕈類，全麥麵包、海藻、蝦類中含量較多。但是，尤其是海產物具有重金屬的蓄積，會使效果減半。此外，又有一些與體質不合的食品。

我認為為了維持健康，每天都要飲用含硒量較為豐富的「好水」，吸收量既經濟又不浪費，能夠自然地實行。

不過，硒是對熱沒有抵抗力的物質。就這一點而言，經加熱殺菌的礦泉水大多喪失資格，最好是生飲。經證明顯示，硒具有增強對抗癌的免疫能力的作用，應該要每天攝取，對於恢復年輕

也大有助益。

硅也是掌握生命能量的微量元素

在好水中，除了硒以外，還含有對身體很好的微量元素。

例如，鍺。據說鍺是具有制癌效果的元素，已經積極地用於治療用途上。例如「魯魯特泉」的含量高達120 PPM，因此才會被視為是奇蹟之泉吧！

另外，還有白金。白金是能夠產生制癌效果的元素。

硅也是相當重要的微量元素。有人認為，以後將是硅的時代，其所隱藏的力量深受世人矚目。據說與生命的誕生具有神祕關連的物質，就是「水」和硅。

以老鼠做實驗，結果發現硅與成長具有密切的關係。

缺乏硅時，骨骼的發育會出現異常現象。動物的組織中都含有硅，可能因而才能掌握生命活動的關鍵，進行重要的作用。

身體的礦物質成份必須與海水相近

　　由此可知，「好水」的條件即均含人體不可或缺的礦物質。

　　以另一種方式來說明，即佔人體75%的水。水的狀態必須接近健康長壽者生物體內礦物質構成的狀態，這是最重要的。大家應該要想到生命起源——海的能量。細胞必須生活在類似海的波動的生活條件中，會較具有活動性。

　　就這一點而言，含有豐富礦物質的良質水，對人類而言，才是理想的飲料。

　　另外一點，即良質水的比重比一般水較重。自然界的「基準」水的比重是1，這是普通的水。但是，礦物質成份較多的水，水的「體重」會增加。在高分子化以後，會具備水的結合度增加、密度增加的優點。關於這一點，稍再為各位說明。

　　最後，我要說的是好水喝起來會十分美味！當然，光是這樣喝也可以，或是可以加在酒中，當成調酒水來使用，味道也會醇美入口。不過，要以生水飲用為原則，好東西舌頭一定能夠感覺得到，尤其是小孩子的舌頭更是敏感。

　　不只是效能，味道也很入口。這種醇美的味道就像是地球的

恩賜一般。

帶有磁氣為第二要件

　　成為好水的第二項條件，就是「帶有磁氣」。簡而言之，即「磁氣化水」。

　　在地球上的各種物質，都會有帶有磁氣，只是程度會各有差異。這是因為地球本身分為北極與南極，是一個大的磁氣所致。在自然的狀態下，許多物質都帶有磁氣。這是一般的現象。

　　水也是如此。根據精密的調查發現，自來水中含有微量磁氣，而其磁氣程度的大小，被視為良質水與否的條件，不論是人工或天然的，都會有這一類水的存在。由於磁氣對身體很好，甚至會有人販賣經人工磁化處理的水。此外，天然良質礦泉水中，也帶有磁氣。

　　天然的地下水帶有強烈的磁氣，這與滲透的地層構造有關。例如，有的好水是透過大理石層中，穿過磁鐵礦層。磁鐵礦的礦床就使水承受了磁氣。這就是現在深受好評的「π水」，也是根源的天然水。在序中所介紹的「水的複製」，可能與磁化或振動有關。

其實，磁化水的歷史悠久，十三世紀的文獻中，就已經提及磁化水的存在。當時，就已經顯示具有治療治病的效果。

現在，以各種型態進行磁化水的研究，科學家們一致認為它是具有未來展望的「神奇之水」。

磁化水能使膽固醇值下降

磁化水的「效能」，範圍相當廣泛。從工業、農業、畜牧業、污水處理到醫療方面，都會很有效。

對人體而言，當然能夠產生一些急遽的效果。例如，血液中的膽固醇值會減少。對於動脈硬化與心臟病患者而言，也會產生正面的影響。此外，也有明顯的降血壓效果。

磁化水同時具有溶解「結石」的作用。例如：在俄羅斯等地，將其視為溶解腎結石的療法，產生了顯著的效果。用磁化水漱口，可以溶牙結石，也可以消除齒肉炎等症狀。

此外，對於異位性皮膚炎與過敏疾病，也可以發揮治療效果。此外，也可以把磁化水直接塗抹於患部，進行濕布療法。

除此以外，要控制糖尿病的話，也可以使用磁化水。

磁化水對於下痢或便秘等消化器官系統的異常，能夠發揮效

果。磁化水的吸收良好，因此能夠均衡調解腸內水份平衡，能夠發揮良好的效果。

這功能當然也適合於「減肥」之用。能夠促使新陳代謝活絡，正確地調整水份，去除不必要的贅肉，也能抑制過度的食慾。在洗澡時使用磁化水，能夠大量發汗，而達到減肥的效果。

當然，飲用磁化水也有益於美容。乾淨、無添加物的井水能促進新陳代謝，使肌膚潤澤。如果再加入良質的礦物質或帶有磁氣的水，將會展現更好的效果。

另一值得一提的是，磁化水能夠使水所擁有的「溶解的力量」倍增。因此，能迅速溶解體內的毒素，使其排出體外，具有淨化作用。

抽菸的人在飲用磁化水以後，能使進入體內的尼古丁排泄至體外。原本看起來顯現老態的職業婦女，也恢復了青春美麗。

磁化水具有由身體內側根本淨化人體的作用，美容效果並非屬於暫時性的。另外，塗抹在肌膚上，用來洗臉或卸妝，也可以證明「由外側使用」，也具有有效性，是相當完美的美容法。

現代人罹患磁氣缺乏症

　　那麼，為什麼帶有磁氣的水會具有如此良好的效果呢？其理由尚不得而知。

　　在此，設立一假說。

　　原本地球的北極為Ｎ極，南極為Ｓ極，是巨大的「磁氣」。磁力線不斷地Ｎ極到Ｓ極流動，形成一個巨大的磁場。換言之，地球的生物是在壯大的磁場上誕生的，而在此繁衍生命。最基本的生命單位是細胞，多是屬於略帶磁氣的狀態。換言之，生命現象本身是以有磁氣為前提，而存在著的。

　　此外，人類的神經等有電氣的流通，這是眾所周知的事。電氣流通的地方一定會發生「磁場」，即神經傳達等活動本身，具有磁場和生物體密不可分的關係。

　　但是，有二大因素使生物體的磁氣產生了「危機」。首先，就是地球本身磁氣減少，其次則是生活現代化的結果，導致生物體的磁場紊亂，難以被自然磁氣包圍。

　　有人說，地球的磁氣減少，是由於「磁石」減少，或是臭氧層遭到破壞所形成的，並沒有決定性的見解。

　　生活的現代化指的是鋼筋水泥建築而成的住宅與發生電波的電氣製品等。鋼筋水泥架構而成的住家會阻擋地球的磁氣，而電氣製品、收錄音機、三C電腦用品、手機等所產生的不必要電波，使地球和人體的磁氣流動紊亂。用化學纖維製成的衣服、鞋子等，也會使人體的磁氣流動紊亂。

　　在這種狀況下，人的身體本來應該具有的磁氣就減少了。

　　結果，引起血液循環障礙和自律神經紊亂的現象，在肉眼看不到的情況下，我們的身體開始受到侵蝕。表現在外的症狀，即：肩膀酸痛、腰痛、頭痛、便秘、自律神經失調症等。

　　因此，藉著飲用磁化水，使新的磁氣攝入體內，就能夠恢復生物的磁氣能量，自然就能夠得到健康。此為其構造。

　　磁氣也能調整紊亂分子的活動，具有提高生物體力量，使之活性化的效力。同時，根據俄羅斯的研究，帶有磁氣的水能提高細胞膜的穿透性。同時，利用「金字塔能量」原理製造出來的良質水，也和磁力有很密切的關係。

　　此外，市面上銷售的製品「帶有磁石」的肩膀酸痛貼布、手環等，磁力線能使血液成分離子化，促進血液循環。

　　將水進行磁氣處理的構造，目前尚無定論。例如，使水中所含礦物質的成份離子活性化，以物理或化學的方式使「水重新活化」。另外，也有人說，礦物質的「鐵」分子，即「單磁子」是磁化水的祕密。

　　如果真是如此，那麼含有大量均衡礦物質的良質水，會較容

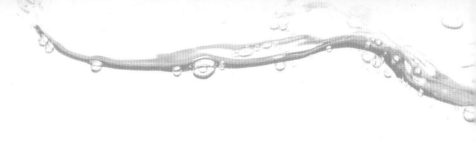

易磁氣化，而藉著在其湧出地形之前的「歷史」，就更能提高效果了。

磁化水目前相當活躍

雖然磁化水有效的效果至今仍不得而知，但是其效果已經由各方面的實際使用，而獲得了實證。

在俄羅斯，已經開發出具有磁化處理裝置的人工降雨機，利用此法而培育出來的小麥，比以往增加了18%的收穫量。蕃茄也是相同的情況，不只是收穫量增加，連質與味也有所改善了。畜產方面，雞蛋量上升，而雞的死亡率亦告減少。由此可見，磁化水確實發揮了「溶解養份」的效果。

工業方面，使用磁化水的鍋爐不會產生水垢，而且水泥的強度增加，吸塵能力提高，布能夠充分地染到，各種長處都是有目共睹的。

人類為了促進健康而飲用磁化水，但是與其飲用經人工處理的磁化水，還不如飲用含有均衡礦物質，及擁有天然磁場能量的良質水。

最後，為各位敘述磁化水的綜合優點如下：一、增加表面張

力；二、增加溶解度；三、增加氧濃度；四、增加黏度；五、提高傳導率；六、具有殺菌效果。

此外，在序章中所探討的無法解釋的謎團，也可能和礦物質與磁氣的波動有關吧！

相信磁化活水的神奇在不久的將來，將會蔚為一大話題。

「密度較高」是第三要件

成為好水的第三項條件，即「分子排列整齊，密度較高」。以化學方式而言，即「分子結合度高的水」或「高分子的水」。

關於這一點，目前尚有許多不明之處，不過已經確知磁化水具有一些物理的特性，如：表面張力非常強。高分子水注入杯子裡，直到杯口為止，水的表面卻不會溢出杯外。

關於這一點，帶有黏氣的水也是如此。飲用時，經由口感便能夠了解到這一點。

此外，即使結凍以後，體積的增加率較低，因此裝在瓶子裡，瓶子也不會破裂，此為其優點。這證明了其水分子不是排列紊亂，而是整齊排列的。

一九八八年三月，筆者參加了美國西雅圖所舉辦的『赫里斯

提克醫學學會」。當時，展示了許多食品和藥物，特別受人歡迎的，就是高分子水。

在美國，這種水被視為對健康有益，也是長壽的祕密。不過，只有少數有識人士才會知道這一點。甚至有一位年輕的牙科醫生到我這兒來，很驕傲地告訴：「長壽村所飲用的水，都是這一類的水。」

防止老化，治療疾病，有助於長壽的「神奇之水」。

——這種高分子水到底是什麼呢？

生物體中「理想水的狀態」

密度較高的高分子水被日本命名為「π水」，目前仍續繼在研究中。名古屋大學農學部的山下昭治先生的「π水原理」相當著名。工學博士田中秀明先生，也注意到天然的「π水」。在解開其力量的祕密上，展現了驚人的效果，另外，著名的船井幸雄先生也在「π水」的介紹方面，展現了偉大的功績。

「π水」即「生物體內水分狀態的水」。水一旦進入植物中，成為樹液之後，就不會再腐爛了。由於水的性質產生了變化，故稱之為「水的π化」，可能是接受了生物體內的礦物質

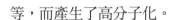

等，而產生了高分子化。

這一類水隱含著神奇的力量。

例如，把釘子放入這種水中，釘子不會生鏽。我做這實驗已經一年半了，釘子一直不曾生鏽，但是一放入自來水中，二天就生鏽。而且，高分子水不僅是不會使釘子生鏽，水本身也不會變得骯髒，非常乾淨。

所謂「花朵不會枯萎的水」，指的就是這種「π水」。

另外，把青酸鉀各自置於普通的水和「π水」中，再各放入金魚在其中，結果發現普通水中的金魚在五分鐘以內就死亡了，而π水中的金魚卻不會死亡。此外，在「π水」中，也能一併飼養海水小魚等與淡水魚。

如果人類飲用這種高密度的水，對身體當然也會產生很好的效果。換言之，即便是屍體也不會腐爛。其效果能延伸至細胞各處，不但能防止老化，在健康的維持上，也能發揮很大的力量。在前述的「水的效果」中，恐怕最理想的非高分子水莫屬吧！

π 水是水的總合

在美國，有一命名為「洛德水」的研究，想必是與π水理論

有關。最耐人尋味的是，這水具有「共鳴」的特性，也稱為「共鳴場理論」。因特殊結合方法而形成的「水」，會陸續產生共鳴，傳達相同的構造。這就像是在序中，為各位談及的「記憶之水」一樣。

根據山下昭治先生的說法，「π水」是藉著接觸強度的磁場，而使得分子結合狀態產生變化的水。結合的方式與所有的生命體共通。使用陶磁以人工方製造而成的「π水」也在市上流通，而蔚為話題。

但是，要使天然的水「π化」，必須要有均衡而豐富的礦物質，這是最大的前提。這礦物質藉著磁化，能使離子狀態活性化，水變得極為緊縮，即成為高密度、高分子的水。

換言之，成為「好水」的第三項條件高密度，必須與第一條件「含有豐富的礦物質」和第二條件「帶有磁氣」相結合，而成為「整體、綜合提高的狀態」。

總之，不僅是要含有豐富的礦物質，再加上磁氣，還要分子排列整齊、高密度化的「極佳良質水」。

其實，這水就是「π水」的發現之源，是在理想而天然的狀態下採取出來的。

含有74種礦物質的「生命活水」

在日本岡山縣著名的石灰岩產地，新見市附近的阿哲郡這地方所採取的水，命名為「生命活水」。可以說是「天然的 π 水」，目前正在持續研究中的是田中秀明先生。田中先生發現在其周圍的農作物生長發育良好，因此開始研究「新見水」。

據田中秀明先生的說法，生命活水力量的祕密很可能與這土地的地層有關。原本是海的土地，因海底火山爆發而隆起，形成石灰石的地層（大理石層），再加上隕石的墮落而製造出來的磁鐵礦層，形成雙重的地層。滲透於這二個地層的水，包括大理石的鈣質在內，含有豐富的礦物質，適當的磁氣與高密度，而成為理想的地下水，出現在人類面前。這是歷經數千年歷史的「古老的水」。

新見水富有礦泉水所遠不及的74種礦物質，鈣、鎂、鍺、硅、鉀、金、白金、銀、銅、鐵等，以離子的形態溶出。硒等的含量為自來水的一百倍。而且，通過磁鐵礦層這磁界中，因而帶有磁氣。再者，活性化的礦物質離子排列整齊，形成高密度化。這可以說是「神的技巧」，大自然配劑的精華，為人類所夢寐以

求的「生命之水」。

新見市發現的水是「高分子水」具有人工礦泉水所無法產生的效果。由鮮花不易凋謝的實驗中，可以了解其中的差異，對於治療疾病也能產生效果。

有些患者，喝了這種水。結果，脂肪肝的肝臟好轉，膽結石流掉，血尿停止，肌膚充滿了光澤。這是患者一致的說法。

大阪大學的附屬醫院調查這水的抗癌性，讓癌症患者飲用。我也要幾位癌症患者喝這種水，可能是藉著硒的抗癌作用或整體的洗淨作用，或是身體活化等的作用，連症狀十分嚴重的白血病患者也產生了延命效果。

除此以外，糖尿病的症狀好轉，腦內出血的痕跡縮小，連這種情況也出現了。我認為這雖然不盡是新見水的效果，但是也確實產生了好的影響。

除此之外，這種「全生命之水」還具有非常好的優點。其中含有極微量的氨基酸有機物和有益菌。這是人工的「π水」所無法達到的效果，因為它是「活的水」。

一切力量都提高的神奇之水

　　開始飲用「全生命之水」以後，首先注意到的是「自己的身體變得健康了」。例如，便秘的症狀消失，大便的狀態良好，肌膚充滿了光澤，產生食慾等。

　　最重要的是，這水能製造出與健康的人的體液相同的狀態，所以當然會產生健康的體魄。佔有人體75%的水是健康的，人體自然也會健康了。

　　在飲用這水的土地上生活的人，都充滿了元氣，血色良好。這是田中先生的見解。

　　我在見到這水時，不禁感到非常驚訝，而認為難道都是為了見到這水而做準備嗎？新見水這種「全生命之水」如前文所述，具備了「特別良質水」的條件，可說是理想之水，而且讓我覺得「一切都保有自然的均衡，並且力量提昇」。

　　以往，以中醫為基礎，嘗試各種健康療法的可能性，總是覺得有些缺憾。

　　例如，以往沒有更好的東西，因此讓患者服用硒礦物質的錠劑，但是現在卻有幸找到了理想的物質。換言之，完全可以藉著

「水」的自然型態，而重新展現宇宙的自然活力。這是最好的。

　　人類的身體必須要「治本」，即讓生命重新復甦，能夠碰到這種最好的方法，好水讓人心中充滿了感謝之情。

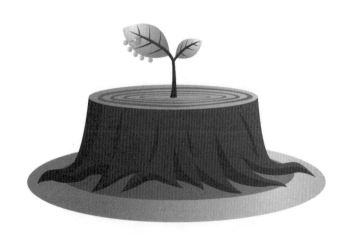

7. Chapter

改換身體之水的方法

水不是健康食品

　　好水的條件如前文所述，相信各位也已經有所了解。但是，必須要注意到的是水並不是「健康食品」。

　　如果以為只喝一杯前述的「生命活水」或「π水」就能夠治癒癌症或成人病，這會是很荒謬的想法。

　　其實，應該要重新認識以往就一直忽略的「水」的好壞，再次知道飲水的重要性，藉著與水的相遇而改變自己的生活。這是我最想說的話。

　　在大自然中的良質水、好水，就像是「菩薩」或「聖母瑪麗亞」的存在一般。

　　換言之，我們在無意識中攝入體內的不良物質，能夠藉著喝好水而排泄到體外。能夠提高身體的新陳代謝作用與淨化作用。平常就要活用這好水的力量才行。

從「附加」到「去除」

　　但是，現在的人幾乎只喝飲料不喝水。就這點而言，應該要重新考慮才是。

　　現代人類的飲食生活與健康法，以及疾病的治療等，全都是以「附加」為想法而成立的。多吃一點肉或多攝取一些蛋白質；多吃一點檸檬，好補充維他命 C。牛奶對身體很好，具有很豐富的營養，所以應該要多喝一點牛奶；或是吃某種蕈類能使膽固醇值下降，那麼就要多吃一點蕈類，經常會有諸如此類多添加一點的想法。

　　基本上，醫生的治療法也是相同的。頭痛時，就服用阿斯匹林。傷口化膿的話，就塗抹防止消炎化膿的藥物。

　　這種「對症療法」即藉著對身體附加一些東西，治療疾病，促進身體的成長，想要藉此維持健康。這是現代人的想法。

　　當然，這種想法並非全盤錯誤的，依照狀況的不同，也會具有特效性。但是，目前不能光是依賴這種方法，否則會導致身體的平衡失調，抹殺自然治癒力，會產生一些副作用。相信各位一定曾有過類似的經驗。

十年前，根據美國上議院的調查，所發表的「馬克加邦報告」有以下一節——

　　「我們做了多麼愚蠢的事！心臟病、癌症、成人病的主要原因，就在於已經產生變化的飲食生活。」

　　簡而言之，攝取糖份與肉食過量，有些激烈改變的飲食生活，是損害人類健康的一大原因，一言蔽之，就是營養過多！超過消化、分解範疇以上的營養素，使體內細胞引起發炎症狀而發病，這是現代人的特徵。

　　事實上，學校供應的午餐也是屬於「附加」發想的典型。「要給予成長期兒童較多的營養」，因此勉強他們喝牛奶。支配人類餐桌上食譜的近代營養學本身，就是在想，要為身體補充添加些什麼。

　　結果，不去喝沒有營養和熱量的水，而喝牛奶、果汁或湯。一些營養飲料劑蔚為風潮，其原因就在於此。有的人會認為「水是窮人喝的」。實際上，一天的生活中，完全不喝一滴水的人，也是大有人在的。

喝水可以沖洗體內不好的東西

　　但是，我卻提議「要喝更多的水」。不要認同附加的發想，而要肯定去除不必要物質的發想，這是現在我們所要尋求的一些答案。

　　沒有不良物質的水，飲用這種水，能洗淨體內的髒東西，促進細胞的淨化。

　　如果每天都這麼做，將會發生怎麼樣的情況呢？每天好好地喝水，就像是對自己的身體進行人工透析一樣。將攝取過多的養份、公害等惡劣環境的條件，所產生的進入體內的污染物質、致癌物質等，藉著喝水完全沖洗掉。

　　以生理學的觀點而言，與水的淨化作用具有最密切關係的臟器，就是腎臟。

　　腎臟具有如海棉一般，有精細網目的過濾裝置。現代以肉食為主的飲食生活，使肉類的氨基酸等的分子構造較長的物質，阻塞了腎臟。腎臟和肝臟等都過度使用，而降低了處理能力。

　　現代人完全沒有讓腎臟休息的時間，甚至還飲用牛奶、綠茶等，增加臟器的負擔。

因此，每天飲用「好水」來清洗腎臟，積極地進行「透析」是必要的。加諸於身體的物質已經足夠了，必須要把多餘的東西減少，因此要喝很多的「好水」。

視需要而喝水

好水應該要怎麼喝才好呢？在此，試探討飲用的方法。

首先，要了解到的是「並沒有對任何人而言，絕對正確的飲用方法」，因為每個人的體質不盡相同，並且年齡也各自有異。

因此，必須要找出適合自己的身體的喝水方法。配合季節和體調（身體的感覺），改變喝水的方法。這才是「正確的飲水方法」。

雖然如此，但是也沒有必要把它想像得很困難。水是大肚能容的飲料，因此並不需要嚴格規定一天要喝幾cc，可以很自由地在毫不勉強的範圍下喝。

以幾乎不喝水的現代人的狀態來考慮的話，要積極地下意識喝水，對身體才會更有幫助。知道這一點以後，只要注意以下的注意事項，就足夠了。

一天要喝多少的量呢？

　　什麼樣的水要飲用若干量，要以什麼方法來喝，這必須要有大致的目標。關於要飲用怎麼樣的水，正如前文所述的，一定要飲用特別的「良質水」。

　　至於量方面，如果是普通人，尤其是沒有特別的疾病，而是屬於身體健康的人，要在毫不勉強的情況下，下意識地多喝一點水，喝好水。

　　雖說成人一天的水份補給必須是1000cc。但是，不僅是水，加上咖啡、茶、果汁、菜湯等，合計為1000cc。另外，飲食中所含的水份為1000cc，合計必須要2000cc的水。

　　屬於液體的1000cc中，要儘可能增加水的比例。如果一天本來飲用三杯咖啡，必須要減少至二杯，而將剩下一杯的份量改喝為好水。從簡單的步驟開始做起，就可以了。

　　當然，不必執著於一天必須飲用1000cc這數字。只要自己覺得能夠解渴，感到足夠了就可以。要抱著輕鬆的心情去實行，事先準備好水，一旦覺得口渴時就喝。儘可能不要喝太多果汁，而要多喝些水。

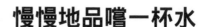

慢慢地品嚐一杯水

關於飲用的方法，要注意以下一點。咕嚕咕嚕地喝下大量的水，並不是很好的方法。一般人在運動以後，都會習慣牛飲似地喝水。但是，如果平日也以這種方式喝水，恐怕會對腸胃和腎臟造成一些壓力。

首先，早上起床以後，要先喝一杯好水。要注意不要一口氣喝完，而要仔細地在口中咀嚼，有如品一杯好茶似地喝下。

早上的水加上水本身的攝取效果，能夠使沈睡的腸胃功能清醒過來。如果是太冰冷的水，會造成某種衝擊，所以要在口中細細地咀嚼，在口中溫熱片刻，才慢慢地喝下。這種飲用方式對治療便秘會很有效果。

除此以外，藉著咀嚼能配合氧氣與水輸送至體內，又由於混入唾液，因此能促進恢復青春效果的唾液腺荷爾蒙和唾液腺素的分泌。

總之，在你要喝促使你清醒的咖啡之前，請先飲用好水。這麼一來，就會感覺到「今天細胞都能夠很有元氣地工作了」，這會是非常奇妙的感受。

　　早上如果飲用的水十分美味，也有助於味覺功能重新復甦，連食物吃起來也會覺非常美味。當然，藉此也能夠促進身體的活性化。

　　在不久以前，有人提倡「大口喝水健康法」，也就是在早上起床以後，什麼都不吃，就光喝1000cc的水。也許，有的人會很喜歡這種做法，但是勉強地下意識大量飲用，對身體而言是一種不自然的行為，會增加腸胃與腎臟的負擔，形成一種壓力。

飯後一杯水

　　用過早餐以後，儘可能再喝一杯水，這樣也有助於促使新陳代謝活性化。

　　在白天裡，如果喉嚨乾渴的話，就喝一杯好水，覺得當天好像沒有喝到水時，那麼也趕快喝一杯水。

　　要養成以好水取代咖啡、紅茶、清涼飲料的好習慣，並且持之以恆。要好像品上等茶一般地，細細咀嚼其味道，要好像喝下來自宇宙地球的生命一樣，要以這種方式來喝較好。

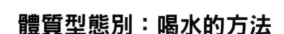

體質型態別：喝水的方法

其次，以中醫的觀點來提醒各位一些注意事項。中醫將體質型態大致分為二種，即「陽性」與「陰性」。

陽性體質是略胖，血色良好，充滿元氣，具有食慾，以肉食為主。陰性體質則是血色不佳，略瘦，體弱，缺乏食慾，多菜食，行動沈靜的這一型。

陽性型的人大量喝水較好，攝取過量也不要緊。陰性體質的人不需要取太多水，攝取過量反而會有害。

不過，這也因季節或時間而有所不同。

不論陽性的人或陰性的人，可能是由春天至夏天的時間會喝較多水，一天之中則以上午，尤其是早上八點到十點鐘之間，會喝較多的水。

關於「時刻」的問題，新橋診療所所長廣瀨潤次郎先生有以下的敘述——

原本人類就是地球的生物，具有體內時鐘，在太陽昇起來的時候就會清醒，太陽下沈時，身體就會休息。一天中所攝取的藥物與食物，最好是在日落前就成為老舊廢物，排泄至體外。日落

時間大約是在下午六點鐘，因此吸收水份的排泄健康人大約是二個小時，稍微疲倦的人為三～四小時。理想的時間是在下午大約二點鐘的時候，就必須喝下一天的必要量，約1000cc的水……

　　這想法與中醫的12時辰、24節氣說法，有其共通點，具有說服力。陰性體質的人在下午二點鐘以後的水份攝取，最好是稍微控制一下，才能夠使身體輕鬆。

　　不過，這也會因個人體質和生活而有所差異，因此不需要勉強去做。廣瀨先生認為只要在每個星期的星期六和星期日實行，就足夠了。我本身會配合晚上的食物，而在晚上喝較少的水。

　　基本上，想要喝水的時候或覺得水喝起來特別美味時就喝，這才是符合人類生理的做法。

病患、嬰兒、老年人，要注意！

　　以上所說的，都針對身體沒有任何特別問題的人來說。但是，如果罹患了腎臟、肝臟、心臟等疾病，而產生浮腫現象的人，就要控制水份的補給。如果因上述的疾病或其他症狀而感到擔心的人，最好和家庭醫生商量。

　　據說嬰兒應該喝較多的水。

嬰兒成長的速度非常驚人，一年內體重可能增加三倍。由此可見，其新陳代謝十分活絡，為了使體內的老舊廢物迅速排出體外，因此需要充分的水份。此外，在新生兒的階段時，其體內80%都是「水」，尤其應該讓他們喝好的水。給嬰兒喝好的水時，他們會表現得很開心，這真是不可思議。不知各位又作何感想呢？

　　大致的標準為斷奶以後，即出生後三、四個月，一天100cc，五個月為300cc，七～八個月為500cc，十個月為700cc，滿一歲時為1000cc。

　　老年人也需要水，由於體內水份減少，因此比年輕人需要更多的水份。老化現象和細胞內的水和體內的水減少，因此要補充「良質水」。

　　老化的乾燥的過程，如果要拖延這過程，一天必須喝至少1000cc的水。通常對老年人而言，上洗手間是一件很麻煩的事，因此就變得較不願意喝水。但是，有必要改變這種想法，到洗手間去，是新陳代謝活絡的證明。為了恢復青春，要儘量地上廁所。如果在冬天裡，是因為怕冷而不願意上廁所，可以改用沖洗式馬桶使用溫水沖洗以及讓坐墊保持溫暖，或是想出其他好方法，儘可能不要為了怕麻煩，而不去上廁所。

　　如果是為了治療特定的疾病、成人病或慢性病而飲用「好水」，可以下意識地多喝一些。一天喝1000cc以上，據說可以使健康復甦。不過，不要大口大口地，要一點一點地喝，品嚐其美

味。那麼，你一定能感受到健康之泉的「好水的神奇」。

利用「良質水」恢復健康

「良質水」就是好水的總稱，它喝起來十分美味，不會有自來水的味道，也不會像有些礦泉水一樣，喝起來有怪味。其口感清爽，能夠在體內自然順利地吸收。嬰兒和癌症等重病患者，喝起來會覺得非常美味。

除了當成飲用水以外，進入口中的水也以「良質水」來替換是最理想的。以生飲為基礎，不過也可以用來做湯、泡茶或泡咖。煮飯時也使用這種水，就更能增加其風味。

我就是這麼做的。我隨身攜帶一個水瓶，覺得口渴的時候就喝水，現在已經自然地養成習慣了。服用維他命劑或運動等很難養成習慣，有時候很容易會忘記，但是「水」是必須品，效果會立刻出現。

除了飲水以外，也可以使用於加濕器中。這種良好條件的水能夠當成空氣的水份，使之充滿於整個房間，吸入肺中！而且，能夠使屋子裡的植物生氣蓬勃。另外，也可以讓重要的花木、觀賞魚類以及飼養的小寵物等使用這種水。

洗臉以後，可以稍微塗抹一些這種水。這是自然的美容法。而且，也可以用這種水來製造化妝品，我和朋友都愛不釋手呢！

　　最後，我想為各位探討在序中提到的三個疑問中，有關於人類波動的傳達，以及生命共鳴的現象。

　　我認為我們會和自己的家人與同事，共創出相同的風土與文化，而一個人的健康狀態也會對周圍產生影響，引起共鳴。我們就這樣在宇宙中的設計而生存。

　　為了使自己的生命設計，即生活品質產生更好的共鳴，因此要使用良好的材料，這是最基本的做法。就這意義而言，藉著飲用「好水」，能使全生命的活動復甦，顯得生氣蓬勃。當然，也能夠建立一個與周圍的人產生良好共鳴的基礎。

　　這就是不可思議，具有神奇力量的「生命之水」。

第二部

水素水

水是生命的源頭

海洋是生命的搖籃

人類居住的地球，到處都存在著生命。從大洋深處到廣闊的海洋表面，從幽深的山谷到高聳的山頂，到處都有生物活動。目前，已知全球有動物150萬種，植物50萬種，其中海洋裡就有動物18萬種，植物2萬種，種類繁多的生物起源於何處呢？科學家一致認為，它們起源於海洋。

日本學者江上研究比較了海水與生命的元素組成，發現從高級動物到微生物，都含有鐵、鋁、鋅、銅、釩和錳等六種特徵元素，而這些正是海洋中最多的遷移元素，由此可知海洋與生命的關係非常密切。

恩格斯說：「生命是蛋白體存在形式。」蛋白體由30多種氨基酸和核酸組成，這些物質在酶的催化作用下形成生命。

那麼，海洋中的氨基酸是從哪裡來的呢？是海洋本身就具有的，還是從別的什麼地方來的呢？如果原始海洋裡的各種元素合成了氨基酸，那就可以認為地球上的生命，確確實實是從海洋中誕生的。

近來，天文學家在宇宙塵埃中發現了大量的有機分子；在隕石中還找到了多種氨基酸，這些物質大部分墜入海洋，在海水和陽光的作用下，經過長期演化，在海洋中形成了最初的生命。

在25億年以前，地球表面絕大部分是深淺不一的廣闊海洋，而陸地的面積很有限，這時在海洋中形成了一種類似蛋白質的有機質，慢慢形成為最原始的生命體。到了大約距今6億年以前，地質史上的元古代，海水裡的生命活動明顯地加強了，除單細胞生物外，已有藻類、海綿類等多細胞生物出現了。

到了距今約6～2.5億年前的古生代，海水裡出現了許許多多的動物，如三葉蟲、珊瑚等。在古生代的中期，出現了脊椎動物——魚類；到後期，魚類逐漸演化成兩棲類動物，並從海洋向陸地發展，陸地上的動物也隨後得到發展，直至進化到今天的規模。因此，人們認為生命起源於海洋，海洋是生命的搖籃。

地球以外其他星球有水嗎？

日常生活中，我們都早已習慣使用大量的水。因此大家對於地球擁有豐富的水資源都認為是理所當然的，但仔細想想，這真

是一個奇蹟。

　　水在0℃時會結成冰（固體），在100℃以上時則會變成水蒸氣（氣體），條件是必須在同一氣壓的情況下。也就是說，水存在於0到100℃之間。

　　以整個宇宙為例，最低溫度可低至零下273℃（沒有任何溫度低於它），高溫則高達數千億℃，甚至於數兆℃，溫差範圍非常大。

　　地球的氣溫恰好是水能以液態存在的溫度範圍（0到100℃之間）。截至目前為止，我們所觀測到地球上的氣溫，最高溫為58.8℃，最低溫則為零下88.3℃。

沒有水也沒有冰

金星
500℃

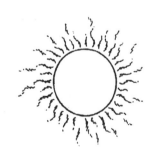

冰

火星
-40℃

有水也有冰

地球
58.8℃〜-88.3℃

水在0℃〜100℃時能維持水的狀態。

地球之所以能保持水能存在的溫度，關鍵在於地球與太陽的距離適中。而距離太陽較近的金星，平均氣溫為500℃，這種溫度連水蒸氣都無法存在。此外，距離太陽較遠的火星，其平均溫度為零下40℃，水全都會結成冰（固體）。太陽系中幾乎找不到一個能與地球相較的星球。

　　銀河系中有一千億到二千億個星球，實際情況不得而知，或許真有其他有水的星球吧！

我們平常到底使用了多少水呢？

　　據說地球上有十四億立方公里的水，分為海水、淡水（不含鹽分的水）、冰、水蒸氣等。如果將此水量平攤在地球表面，厚度大約可達二千七百公尺。這麼一來，低於這種高度的山，可能都會沉入水中了。

　　雖然地球上的水資源這麼豐富，但可供我們日常生活使用的水（淡水）卻不多。

　　地球表面被水覆蓋，因此有「水的行星」之稱。即使擁有如此豐富的水資源，但其中海水就佔了98％，可使用的淡水只佔

2％而已，而且大多是位於南北極的冰山。

　　水在日常生活中的用途非常多，例如：飲用、洗滌、種植稻米以及各種果物，還有工業用水⋯⋯等，大約佔全部水量的0.04％。水對我們真的非常重要，大家應該更重視水資源才對！

　　佔總水量98％的海水承受太陽的熱，變成水蒸氣蒸發，在大氣中被吸收。大氣中的水分會形成雲，凝結成雨降落到地表，變成地下水流入河川或湖中。當然，最後也會流入海中，再度變成海水⋯⋯水就是以這樣的方式來循環的！

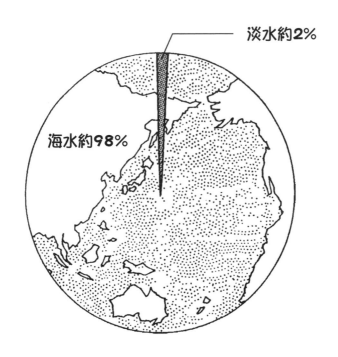

淡水約2％

海水約98％

一般成人每天需要多少水？

因為年齡與性別的關係，每人每天為維持生命所需的水量不同。那麼，成人男子一天到底需要多少水量呢？

有些遇到山難的人，雖然沒有食物，但靠著融化的雪水卻能維持生命，以等待他人的救援。水對人類維持生命的作用真的是非常重要。

人即使沒有食物，只要能攝取水分，還是能夠存活十幾天。時間長短當然因人而異，但你又是如何呢？根據以往的紀錄，曾有人存活一個月。

這就說明了——人體主要是以水為材料製造出來的，水是維持生命不可缺的東西。

血液中含有最多的水分，約有80％。肌肉約75％，皮膚約70％，看起來似乎不含水分的毛髮，事實上也含有13％的水分。平均來說，身體內有70％都是水。如果把身體中的水分擠光，那麼整個身體就會變成像魷魚乾似的。

每天人體藉排尿等作用所排出體內的水分約2～3公升，因

此，我們只要能充分補充流失的水分，就能經常保持體內的平衡。水的平衡就是平衡健康的基礎。

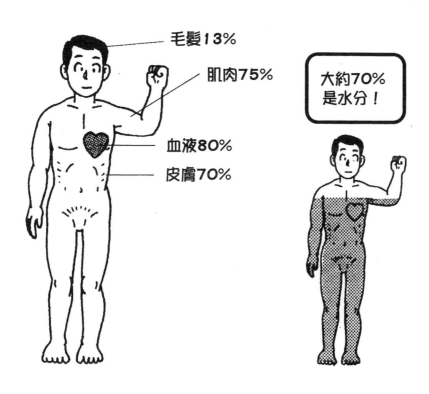

毛髮13%

肌肉75%

血液80%

皮膚70%

大約70%是水分！

Water水

1・水的單位

　　微米（Micrometre μm，讀作（miu），微米，長度單位－）是長度單位，符號μm。1微米相當於1米的一百萬分之一（10^{-6}，此即為「微」的字義）。此外，在ISO 2955的國際標準中，「u」已經被接納為一個代替「μ」來代表10^{-6}的國際單位制符號。微米是紅外線波長、細胞大小、細菌大小等的數量級。

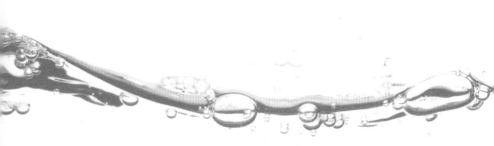

2・生物系統的pH值

生物系統中的pH值	
組織或物質	pH值
胃酸	1
溶酶體	4.5
嗜鉻細胞顆粒	5.5
人類皮膚	5.5
尿	6.0
37℃下的純水	6.81
細胞質	7.2
腦脊液（CSF）	7.5
血液	7.34～7.45
線粒體基質	8.0
胰腺分泌物	8.1

3・何謂水的pH值？

pH值是利用氫離子濃度來顯示水的酸性・中性・鹼性的數值。眾所周知pH值為7時表示中性，比這數值更大為鹼性，比這數值小就是酸性。

當河川或湖泊極端酸性化（酸性湖）的時候，水變得非常清澄，但卻是沒有一隻魚或蟲的死水。河川或湖泊的水出現強鹼性，則表示附近可能有排出強鹼性廢水的工廠，或是受到礦山、溫泉等的影響。

簡單的測試，可利用測試包法的試劑，使用之後會因pH值的變化而變色的酸鹼指示劑。

4・水的種類

——根據水質的不同，可以分為：

- 軟水：含鈉離子、鉀離子（鹼金屬），硬度低於8度的水為軟水。
- 硬水：含鎂離子、鈣離子（鹼土金屬），硬度高於8度的水為硬水。硬水會影響洗滌劑的效果，硬水加熱會有較多的水垢。

——根據氯化鈉的含量，可以分為：淡水、鹹水。

——此外還有：生物水，在各種生命體系中存在的不同狀態的水，天然水，土壤水：貯存於土壤內的水，地下水：貯存於地下的水，超純水：純度極高的水，多用於集成電路工業，結晶水：又稱水合水。在結晶物質中，以化學鍵力與離子或分子相結合的、數量一定的水分子。重水的化學分子式為D_2O，每個重水分子由兩個氘原子和一個氧原子構成。重水在天然水中占不到萬分之二，通過電解水得到的重水比重金昂貴。重水可以用來做原子反應爐的減速劑和載熱劑。

5·水的溶解度

對於大部分物質，它們能在水中溶解的質量是有限度的。這種限度叫做溶解度。有些物質可以和水以任意比例互溶，如乙醇，但絕大多數物質在達到溶解度時，就不再溶解。會形成沉澱或者放出氣體，這種現象叫做析出。

還有一種特殊的狀態，叫做膠體。膠體中，粒子的大小在100nm左右，由於電荷的作用不沉澱，懸浮在溶液中。牛奶是一種常見的膠體.

6・水分子

一、NMR奈米水分子

通常水團簇大小多半之「實驗證明」大多是以「NMR測試值」來實施，這個測試值指的是核磁共振半高寬（Full－Width Half－Maximum,FWHM），好的水（π水或日本長壽村的水）分子團較小，其半高寬比較小（約50Hz），自來水的分子團較大，半高寬則比較大（約120Hz）。

其實在科學文獻上並沒有可信的證據證明這個半高寬和分子團大小有關，工研院能資所節水團的研究倒是指出π水和自來水的核磁共振半高寬幾乎相同。因此如果測得水樣之半高寬比電解前小，則表示水分子團已經變小。

二、水素水（Hydrogen Water）

水素水是直接使用了日語原名。因日語中「水素」的意思是「氫」，所以，也有人稱之為「氫水」，國內又叫「富氫水」。對於水素水的研究熱始於2007在《自然醫學》第一篇氫氣生物學論文開始，常識告訴我們氫氣是不溶於水的。在中學關於製備氫氣的化學實驗中，我們就採用排水發收集氫氣，其主要原因是考

慮到氫氣是不溶於水。實際上，氫氣並不是不能溶解與水，只是溶解度確實比較低。

　　如何提升並保持飽和氫氣水的濃度及穩定性，才是氫氣醫學應用上的科研難題。國內奈米氣液混合技術的發明攻克了氫氣難溶於水的科學難題，採用物理方法讓水均勻包裹氫分子，促使氫氣和水達成穩定結合。它具有氫氣濃度高，穩定性能好等特點。

水是一切生命之源

　　水是人體生命活動中必不可少的重要物質，機體組織的65％左右由水組成，血液的80％是水。水是許多物質的溶劑，在整個生命過程中，水總是川流不息地循環於全身，把生命所必需的各種營養物質如氨基酸、葡萄糖、脂類、維生素、各種激素、酶及氧等，輸送到全身，供應各種細胞組織，同時也帶走許多代謝廢物及人體垃圾，如二氧化碳、尿素、尿酸、肌酐等，經肺臟和腎臟等排出。

　　水還起調節體溫的作用，只有通過汗腺不自覺水分蒸發等，帶走熱量，才能使人體體溫一直保持在37℃左右。水還能潤滑組

織細胞，眼眶內的水分可潤滑眼球，唾液與胃液可以幫助吞咽和消化食物，肺部濕潤有水分，才能呼吸，關節腔內有水分，人才能活動自如。

水、空氣、食物

　　水和空氣、食物一樣是生命活動中不可缺少的物質，如果一個人出汗過多，或由於腹瀉等引起失水，就會感到頭暈、乏力、口乾，甚至出現因脫水而引起的昏厥等；如果人體缺水，會因自身產生的廢物而中毒。當腎排泄尿酸時，代謝物質必須溶於水中。如果人體沒有足夠的水分，廢物及人體垃圾便不會有效地被排泄掉，某些物質還會積聚起來形成腎結石。由此可見，水對維護人的生命起著非常重要的作用。

　　生活污水、工業廢水時刻威脅著飲用水的安全。儘管人們普遍飲用的是經過處理後的自來水，但水的來源是水庫、江河或溪水，隨著工業的發展，水源難保清淨，雖然經過處理，但仍會有污物殘留在其中，在儲備、輸送過程中還會產生新的污染。各種無機有毒物質、有機有毒物質、需氧污染物質、植物營養素、放

射性物質，以及病源微生物等，也會隨著飲用水污染傷害著我們的身體。

水污染主要是由生活污水和工業廢水所造成。

生活污水，食品加工和造紙等工業的廢水中，富含碳水化合物、蛋白質、油脂、木質素等有機物質，它們以懸浮或溶解狀態存在於污水中，通過微生物作用而分解，在分解過程中需要消耗氧，稱為需氧污染物。

這類污染物若排入水體（河川等）過多，會造成水中溶解氧的減少，直接影響了魚類和其他水生生物的生長。當水中溶解氧耗盡後，有機物將進行厭氧分解而產生硫化氫、氨等有難聞氣味的物質，使水質發黑變臭。

生活污水，食品、加工和造紙等工業的廢水中，常含有一定量的磷和氮等植物營養素；施用磷肥、氮肥的農田水以及洗滌劑污水中，也含有大量的磷和氮，這些物質都可引起水源富營養化，使藻類和其他浮游生物大量繁殖，它們死亡後被需氧微生物分解，消耗水中溶解氧，或被厭氧微生物分解，不斷產生硫化氫等氣體，這兩方面都會使水質更加惡化。

水質好壞與健康長壽有著密切關係

當被化學毒物污染的水被人體飲用後，能引起急、慢性中毒，長期飲用低濃度含酚水，能引起頭昏、失眠、貧血、記憶力減退、皮疹、瘙癢等慢性中毒症狀。

長期飲用被氰化物污染的地面水，人們就會出現頭痛、頭暈、心悸等神經細胞退行性變化的中毒症狀。如果水質被砷、鉻、鎳、苯胺及其他多環芳烴等污染，長期飲用含有這類物質的水，就可能誘發癌症。如果水質被病源微生物污染，就有可能引起痢疾、傷寒、霍亂、傳染性肝炎、蛔蟲病、血吸蟲病、阿米巴痢疾等疾病。

如果，現今水質還未被有效改善，有害、有毒污染物還未被徹底清除。為了預防疾病，我們應該懂得一些清除人體垃圾、防毒的方法。平時多食用一些清除人體垃圾的蔬菜水果，讓進入人體內的有害、有毒物質及時有效地排出體外，才能使我們健康長壽。

2. Chapter

疾病的盲點

一個月只喝水，不喝其他飲料的

2017年5月26日，〈東森新聞雲〉有一個報導：

台灣人愛喝飲料，不論春夏秋冬，每天都能輕鬆買到各種美味的咖啡、汽水、手搖飲料……

之前就有熱愛含糖分飲料的女網友實驗「挑戰30天不再飲用」這些飲料，結果容貌煥然一新！

《史上最有生產力的人》的知名作家貝利〈chris bailey〉也自己做了實驗，一個月內只喝白開水會如何？即30天之內不碰咖啡、可樂、酒精等飲品，一個月過去了，他得出了九項結論，讓世人看到水對人體的益處，人體有多大的變化！

1.降低熱量的攝取。

不管含糖的茶、咖啡、或汽水之類飲料，都有一定熱量，改喝水之後，只是純粹補充水分，讓日常熱量下降。

2.減少食慾

有時候人的口慾，只是口渴並非飢餓。因此，只要飲用水，就可緩解了。

3.大腦運作更有效率

大腦有75~85%是水，水分的補給充分時，大腦的運作更有活力、更有效率。

4省錢

比起各種飲料，喝水的確節省多了，現在市面上一杯飲料比一個便當還貴的比比皆是，實在不合經濟效益。

5.提高新陳代謝。

研究指出，起床後喝水能提高新陳代謝，只要500cc水，就可提高30%的新陳代謝率。

6.皮膚更好。

喝水使皮膚更滋潤，國外曾有過報導，告別糖類飲料，讓皮膚重現白裡透紅的粉嫩感。

7.排泄順暢

喝水能使人排便順暢，雖然喝水較多會頻排尿，但這並非壞事，排尿也是排毒素。

8.對心臟有益。

人體缺水時，血液會變濃稠，影响心臟功能，一天喝5杯水，相較一天喝2杯水的心臟病發生機率，大幅下降41%

9.提升身體機能

身體如缺少水分，身體機能就無法充分發揮，因此補充水分，能使身體機能更具活力。

總之，多喝水好處多多，國外〈Thrillist〉網站編輯富爾頓〈Wil Fulton〉也嚐試「連續30天，每天喝一加崙水〈約3.78公升〉」，他感覺「生活變得更快樂，膚質更好，晚上睡得也很安穩！」好像變成另一個人了，多喝水，便不想吃太多東西了。

預防勝於治療

與其有病治病，不如做好預防疾病，這就是二千年以前《黃帝內經》所說的「治未病」。

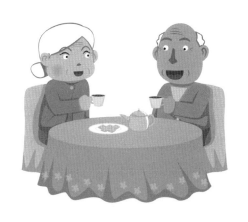

現代人莫名的病痛有增無減，而現代人對於健康與疾病的預防也日愈關注。這也證明疾病纏身，有身心煩惱的人非常多。

「雖然身體並沒有出現不適的症狀，但都覺得身體慵懶、老是有氣無力。」

「持續過著這樣的生活，相信遲早一定會生病的。」

相信沒有具體的不適症狀，但是總覺得身體有一種說不上來的不適感的人，一定也不少吧！

檢視現代人的生活，可以發現這其中有大半的人都脫離了自

然法則。生活在鋼筋水泥的建築物中，一旦出門，就以汽車代步。無法接近於大自然的空氣中，會引起慢性的運動缺乏，並且大量的食取人工食品，重複地過著同樣的生活。

這些生活習慣對我們的身體當然會產生不良影響，生物體電氣流通不暢，生命能量陷於不足的狀態，細胞的新陳代謝不活絡，因此會感覺身體不適的人逐漸增加。這全是文明生活所造成的，這麼說一點也不誇張。

以下就以我們生活中常看見的疾病，提出說明與解釋——

感冒

被視為「萬病之源」的感冒，首先要改變對其所具有的成見才行。其實，對身體而言，感冒是很好的現象。

為什麼呢？因為所有的疾病都是從感冒的抑制開始的。一定量的毒素蓄積在體內時，腦即將發生毛病，察覺到了老化的開始，因此下達了掃除毒素的指令。這就是感冒。

一年一定要得許多次的感冒，有的人一年只得一次感冒外，其他時候都非常健康。這就是所謂的一病息災，即得到了感冒，

把體內所有的毒素趕出體外，而保有健康的體魄。

　　因此，想要抑制感冒，就像是把欲排出身體的毒素推回體內一樣。感冒、發燒、流鼻水是很重要的、如此一來為就能排泄出積存在體內的毒素，消滅造成老化與痴呆的原因。感冒不是萬病之源，而是治療萬病的健康之源。

　　小孩發高燒時，通常都會使用散熱劑使之冷卻，但是這是錯誤的療法。抑制發熱，會使腦處於最惡劣的狀態。熱之所以想要發散出來，就是為了要去除腦中的毒素。一旦要使之冷卻，就會使發燒的現象延長。

　　嬰兒會出現的智慧熱，就是毒素的一種排泄作用。為了一掃來自母親血液的毒素，所以在最重要的大腦引起發燒現象。如果冷卻以後，會產生後遺症。正確的療法應該是用冷水袋溫熱頭部，藉此使之出汗，排泄毒素，而治癒疾病。

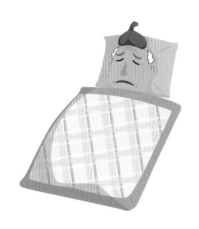

　　另外，還有一種流行性感冒。一般的感冒在中途受到抑制以後，毒素的排泄也無法充分進行，會積存在體內。為了一起排除，數年會發生一次病毒。流行性感冒會使氣管或肺粘膜的症狀增強，並發高燒，這時千萬不可以抑制這些現

象，而要徹底的使熱發散，使毒素排泄掉才行。

支氣管炎、氣喘

　　這兩者經常會被混淆，但是這兩者是截然不同的疾病。

　　關於「氣喘」，乃是體內毒素經由皮膚發出的作用之一。但是，排泄毒素在肺泡內，為一公分左右。總之，會出現咳嗽、有痰等現象。對於氣喘而言，這是很重要的，現代醫學正如大家所知道的，朝著抑制咳嗽與止痰的相反方向前進。

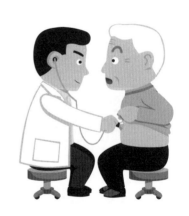

　　但是，愈是抑制，就愈會使過敏的現象朝內侵蝕。結果，肺部縮小，肺功能減弱，氣喘就被視為是不治之症，其原因就在於現代療法是朝著不應該去做的治療方向所致。

　　「支氣管炎」是感冒的發炎症狀之一。感冒的病毒毒素在支

氣管部分引起發炎症狀，而產生咳嗽的症狀。有的小孩與生俱來支氣管較為污濁，很明顯的是由於父母親的影響。

如果母親在妊娠期間抽菸，那麼吸入母親體內的尼古丁會通過胎盤，附著在胎兒體內。此外，如果父親抽菸，而母親本身並不抽菸，二手菸也會吸入母體內，而引起相同的狀態。結果，剛出生的小孩聲帶可能會較弱。

生活環境也是支氣管炎的形成原因之一。生活在排氣不良的家庭，或是塵埃較多的家庭環境中，細微的塵埃會進入細胞中。這塵埃的毒素和煙一樣，具有防腐作用，能殺死年輕的細胞。

因此，罹患支氣管炎時，可以任其咳嗽，使塵埃隨著咳嗽而咳出來。如果反其道而行，抑制咳嗽，就會使塵埃進入體內，導致支氣管惡化。

高血壓與低血壓

在理論上，體形較大的動物血壓要較高才行。但是，河馬、長頸鹿等動物的血壓，卻比人類更低。牠們的運動量較大，因此血壓被設定在較低的階段。血壓設定的較高的人類，本來就不需

要那麼大的運動量，而創造出毫不勉強地生活的身體。

　　以這意義來看，運動醫學是錯誤的觀念。運動醫學認為每一個人自孩提時代起，就要運動，這一點非常受到重視。然而，人類本來就不需要大量的運動。

　　運動過度，會對心臟造成負擔。使不需要的肌肉附著於心臟，導致血壓上升。120～130為最高血壓，如果超過這數字，心臟瓣膜就會受傷，肌肉會增厚。一般人以為心臟愈大愈好，愈強愈佳，其實這是一大誤解。

　　實際上，在年輕時運動過度的人，中年以後，反而會導致心臟老化，平均壽命會縮短。

　　為了不使血壓上升，毫不勉強的運動是最自然的。為了擁有健康的體魄，而去快跑或做一些較為激烈的運動，這是完全錯誤的想法。這是因為不了解人體的本質所造成的。

　　另一問題則是，一般人認為食鹽不可攝取過量。人類即使完全不攝取食鹽，也可以生存。沒有食鹽，就無法維持生命，這種學說是錯誤的。食鹽一旦攝取過量，血液的滲透壓

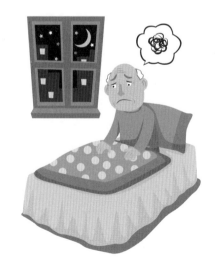

會增高。為了壓抑想要排出的鹽氣，血管就必須增厚，以進行抵抗。一旦鹽氣進入內臟時，內臟就會萎縮。

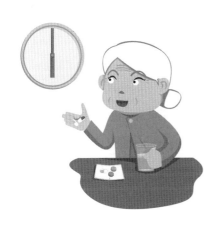

那麼，食鹽的攝取量到底要抑制在何種程度較好呢？最好是近乎零狀態。雖然血液需要鹽份，製造胃酸，鹽份也是不可或缺的，然而腎臟本身就具有造鹽的功能，能夠製造出有機鹽來。

外來的鹽份攝取過量，就會喪失腎臟造鹽的功能。結果，形成到死為止，都必須吃鹹辣食物的身體。一旦缺乏鹽份，立刻會感到疲勞。一般人幾乎都擁有這樣的體質。

所謂本態性高血壓，是遺傳因素或三歲以前的飲食生活所造成的。這期間的飲食生活，如果吃了含鹽較多的飲食或食物，大約20歲左右會出現本態性高血壓。這是屬於服用普通的降壓劑，無法產生效果的惡性高血壓。血壓超過200的情況，也屢見不鮮。死亡的機率會較高。三歲以前，飲食生活的重要性幾乎沒有人知道，這是相當可怕的事情。

造成低血壓的原因，是由於生命能量不足。低血壓的症狀是

手腳冰冷、氣力不足。

　　現代的小孩會罹患低血壓，是因為從事戶外活動的機會銳減。以前是小孩光著身子，在戶外奔跑嬉戲的時代，能夠大量吸取宇宙能量。現在成天被關在密室不透風的屋子裡的小孩，全都是宇宙能量不足，而導致低血壓急增。

糖尿病

　　為了解說典型的成人病糖尿病，首先必須要談到糖。二氧化碳、陽光和空氣合為一體以後，在植物的葉中就產生了葡萄糖大量聚集，就成為澱粉，而進入人類的口中。

　　進入人類身體的澱粉，藉著澱粉酶的分解再次轉化為葡萄糖，經由小腸吸收，進入肝臟。在肝臟中，再變化為「肝糖」這種動物性的糖份，而蓄積起來。一般而言，糖無法直

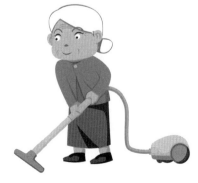

接進入血液中。

　　但是，當身體的某部分需要糖時，肝臟的糖就會隨著血液而到達這部分，成為補充不足的能量。這就是基本糖的循環構造。

　　接著，再談糖尿病。糖尿病是血液中，出現必要以上的糖，而使血液的滲透壓上升，拚命地攝取血管外的水分。通過重要神經附近的血管，水分被攝取以後，神經就會枯竭。

　　為了不引起這狀態，必須由胰臟分泌胰島素，發揮作用。腦下達指令給胰臟，促進其分泌胰島素，免得肝糖排出過多。結果，造成血糖值下降。

　　要生產些重要的胰島素，必須要大量的能量。一般而言，高度的荷爾蒙會造成能量的消耗較為激烈。因此，一旦能量缺乏，就會導致胰島素不足，而引起糖尿病。

　　擔任要職如重要幹部和管理職位的人，大多會罹患糖尿病，是因為這些人的腦需要大量的能量，使製造胰島素的能量不足，就引起了糖尿病。

心臟病

最具代表性的心臟病，就是狹心症與心肌梗塞的一種。心肌梗塞則是心臟肌肉中出現梗塞或血栓的現象。這時，心臟肌肉會因為營養不足而變細，旁邊的肌肉則會變粗，以取代其作用。因此，營養缺乏的肌肉會變得更細，最後會成為沒有柔軟性、堅硬的腱。結果，心臟就會處於近乎貧瘠的狀態。

當心臟進入這種狀態時，就會產生突然被刀子插入心窩的感覺。這就是狹心症。

狹心症唯一的治療法就是要靜養，不攝取油、鹽。十天內，只攝取水分，只要不攝取鹽，就可以治療了。

當狹心症發作時，通常都是用硝化甘油來抑制，這會產生很大的副作用，即導致腦的麻痺。心臟疼痛是一種警告訊

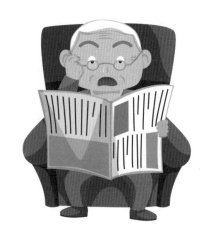

號，抑制警告的症狀，就會使提出警告的神經麻痺。希望各位牢記，硝化甘油會導致腦的麻痺。

先天性心臟病是與生俱來，心臟瓣膜較為鬆弛，或是有開洞、有縫隙等疾病。形成原因與夫妻有關，如果夫妻間的角色顛倒，即「老婆掌權」的夫妻，則生下先天性心臟病的嬰兒比率，也會較高。

當然，這並非有意蔑視女性，只是以兩性的觀點來考量，男性保有權威，女性發揮順從的美德，這是生命體的法則。一旦角色顛倒，胎兒也會敏感地感受到這一點。

例如：夫妻爭吵，會使胎兒的胎音停止。如果地位的顛倒愈強，產生的振動感會愈為強烈，而這種振動感傳達到胎兒的腦中，其心臟就會出現偏頗的現象。這是現代醫學絕對掌握不到的生命的機微。

骨骼的疾病

現在，骨質疏鬆症蔚為話題。骨骼脆弱時，一丁點的撞擊也很可能會引起骨折，這是老化現象的典型現象。目前，這已經成

為很嚴重的問題了。為什麼昔日不曾出現的疾病都愈演愈烈呢？原因十分明顯，可能是牛奶喝得太多，能量減弱，而使得骨骼變得脆弱。

首先，從骨的成立開始說明。骨並非在一開始的時候，就由鈣質所形成的。胎兒首先生長肌肉，然後在中心長出一條較細的線。由肌肉鞘膜變化而來的就是骨膜，骨膜由外部的肌肉得到能量，而在內部長出鈣，形成骨骼。

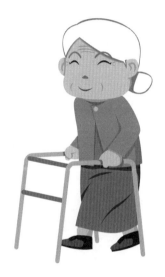

骨膜的內部膠化，而形成軟骨，軟骨的每一個細胞中，都含有能量，再製造出鈣來。細胞中的鈣容積增加，細胞核朝橫向推擠，終於漸漸地都被鈣填滿了。由鈣填滿的細胞逐漸增大，發展為不斷成長的骨骼。

這細胞一邊製造出漩渦，一邊由外面不斷地產生年輪，朝向中心形成環狀。骨的老化首先是由外側細胞開始的。包圍骨的膜受到破壞，骨被釋放到外面。和細胞的屍體一起被釋放出來的骨和鈣，被食菌細胞捉住，吞入其體內，而分解成原先的能量。

這就是骨的生物體構造。換言之，並不是由食物所攝取的鈣

質，隨著血液循環，而落入骨膜中，製造出骨來。由於骨膜中沒有血管，因此在理論上，鈣不可能進入其中。所以說要保護骨骼與喝牛乳沒有什麼關係。

老化與痴呆

不論是動物或人類，只要是生命體，就能夠吸收大量的能量，就能夠獲得健康。當然，即使是萬全的健康體，細胞到了一定的時間，也會因老化而死亡。死亡以前的細胞若呈枯竭狀態而釋放出來，就會被食菌細胞噬掉。同時，接近腦的細胞會膨脹，一分為二，填補死亡的細胞。換言之，如果能持續保持不會欠缺細胞的狀態，就能夠維持健康。

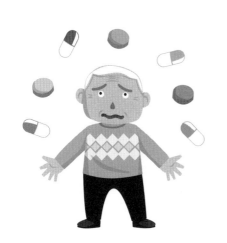

此外，藥害也會導致老化。一般來說，腦的血管在進入腦之前的關卡，擁有過濾

層。除了血液以下，其他藥物和物質都會被阻擋在外。但是，石碳酸的合成物阿斯匹林，都會穿透過濾層。阿斯匹林系列的鎮痛劑之所以會有效，就是因為它能附著在疼痛的神經上，使神經麻痺所致。

但是，頭痛卻是人體各部分的變異情報，超出了容許量，而產生的警告作用。當室內溫度上升到一定以上時，警報突然就會響，具有如火災警報器的功能一樣。

疼痛即是惡的西洋醫學觀念無視於人體的構造，拼命地止痛。這就是能夠進入腦的阿斯匹林的開發原因。

但是，能夠進入腦的東西都不具有排泄功能。如果是腸，就會出現下痢現象，胃也能具有排泄的作用，腦卻不具有這種技術，頭皮是唯一能排泄藥物的部位，但是量卻微乎其微。

留在腦中的藥，其毒性使食菌細胞無法發揮作用，使新陳代謝產生了毛病。細胞陸續受損，導致腦萎縮，這就是老化現象的出現。

在此，試說明最近成為問題的早老性痴呆症。早老性痴呆的腦，開了許多有如海綿的洞。很明顯地，這是降壓劑的副作用所造成的。血壓急遽下降，輸送血液的壓力喪失，含有能量或氧的血液無法送達至腦，使腦部呈缺氧狀態，因此到處都出現了空洞。

早老性痴呆與一般的痴呆不同，會出現手腳無法動彈的功能

障礙，產生急遽的思考力與記憶力衰退的現象。腦平均萎縮的情況，是以運動功能漸漸地遲鈍，思考力與記憶力衰退為主要的狀態。那是由於早老性痴呆患者的腦出現了很大的空洞部分，而這部分所擁有的功能一下子盡失所致。這時，很可能會出現右手不能動，或是某個時期的記憶喪失的症狀。

早老性痴呆或痴呆症可以說是醫學的「進步」所帶來的疾病。在沒有止痛劑和降壓劑等藥物的時代，就不曾出現這種疾病。而且，當時的居住環境也不像現代一樣，是封閉在鋼筋水泥的建築物中，是屬於能充分吸收到能量的開放空間，相信這也具有密切的關係。

肌膚恢復光澤，臉色良好

為了恢復健康，就要開始飲用好水。前面說過很多人剛開始飲用富氫水時，會實際感受到「手腳不再乾燥，肌膚恢復了光澤。」而且，體會到這一點的人，為數並不少。

不只是女性有些感覺，連平常都不會注意到肌膚的男性，也發現了這現象。以下，試探索這種現象形成的原因。

人類開始老化，是因為構成生命體的細胞水分減少。水分減少，通電性不良的身體，生命能量的電壓也會處於較低的狀態。

　　人類的身體一半以上都是水分。大人的體重約60％都是水分，嬰兒則80％都是水分。水分不斷地循環於人體內，滋潤細胞、活化細胞。

　　含有老廢物的水分在肝臟淨化以後，再度循環於體內。通常，每天由食物飲料中攝取新的水分，而攝取的水分再以等量的汗或尿的型態排出體外。

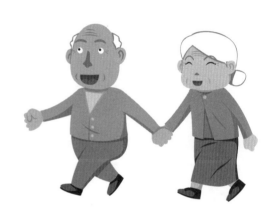

　　基本而言，人體就是藉著水分來滋潤細胞，並以水分流通與否來決定身體的優良與否。為什麼呢？因為身體各器官與細胞通電性的差異，是按照其所持有的水分量來決定的。

　　換言之，在我們體內循環的水分，具有較高的通電性。以電氣抵抗來測定的話，大量攝取水分以後，抵抗會較低。這就證明瞬間就能提高身體的通電性。

　　不過，在此會產生一個疑問。

　　「既然水分能使生物體電氣流通，那麼只要大量攝取水分不就好了嗎？」

　　也許，你會有些想法。但是，大量攝取水分，會使抵抗降低也只是在那「瞬間」而已。一旦水分排泄掉了，又會恢復原先的抵抗值。因此，僅僅是攝取大量的水分，並無法製造通電性較高的細胞。

　　那麼，究竟要如何才能使生物體的通電性維持較高的程度呢？這就要藉助富氫水（水素水）的作用了。

　　一般而言，年輕人的通電性會較佳，但是隨著年齡的增長，通電性會減弱。這與一個人所擁有的細胞的水分量，也會有關係。水分量以30歲為界，會逐漸地減少。嬰兒的肌膚十分柔嫩，年輕人的肌膚也富有光澤，是因為每一個細胞的水分都很充實，通電性良好的狀態所造成的。

　　隨著年齡的增長，肌膚會變得乾燥，是因為細胞的水分量減少，通電性不佳的狀態下所引起的。開始喝富氫水的人，會自覺到自己的肌膚充滿光澤，這是因為恢復了和年輕時一樣，通電性較高的身體所致。

生命能量變得旺盛

如果我們的身體沒有任何毛病，生物體電氣流通順暢，就會自覺到自己很「健康」。愈年輕就愈會有充實感，但是並非所有人都會有這種感覺。

隨著年歲的增長，有的人也能擁有較高的通電性。當然，也有與生俱來的體質或遺傳因素有關；不過，生物體電氣的流通質並不只是由年齡或體質來決定的。

在我們體內流通的生物體電氣的值，只要每天加以計算，就能夠有所了解。以睡眠不足的情況為例，如果每天只睡三個小時，電氣抵抗值會較高。暴飲暴食、不規律的生活（晨昏顛倒）、氣候的變

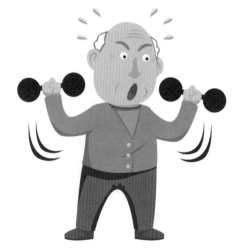

化，也會使抵抗值有所變化。

　　也就是說，人體的作息每天都會受到外在環境的影響。例如，喝酒過量時，翌日電氣抵抗值一定會增高，這就表示身體狀態並不是很好。

　　生物體電氣能在體內順暢地流動，是最理想的狀態。我們的身體能藉此永遠保持著健康。

　　但是，人類是有個別的差異，而人類所擁有的細胞也具有個別的差異性。換言之，不可能所有的細胞隨時隨地都保持相同的狀態。由年齡、體質、健康狀態……等各種要素形成的身體，有生物體電氣能順利流通的部分與停滯的部分，經常都會呈現共存的狀態。

　　電流流通情況的不同，會使身體各部位產生電位差。例如，頭痛時，這部位的電位當然會增高。肩膀酸痛時，與其他部位相比，這部位的電流流通會停滯。產生這差異時，電位較高的部分就會成為電流流通部分的絆腳石，導致這部分的電壓下降。

　　肩膀酸痛時，只治療肩膀酸痛；頭痛時，只依賴頭痛藥，不知道身體到底在進行什麼活動，而只把所有的注意力都集中在某部位，導致肩膀酸痛更為強烈，甚至引起身體的變調。如果這狀態持續惡化，就會成為容易罹患疾病的體質。

　　為了避免容易發生這種情形，當肩膀酸痛與頭痛等自覺症狀出現時，必須要製造一個能使電流暢通的狀態，這才是最為重要

的課題。

前面說過，飲用富氫水（水素水）會出現快眠、唾液變得豐富，早上醒來時，覺得神清氣爽等等；也證明了生命能量在體內完全流通的結果。

附帶一題，唾液豐富是生命能量旺盛的顯著證明。一旦生病，如罹患感冒時，口中會覺得異常乾燥，相信這是很多人有過的體驗。這狀態在生命能量顯著停滯時，是最容易出現的狀態。

只要看嬰兒就會知道了。嬰兒經常會流口水，隨著成長，這現象會遂漸減少。到了上了年紀，當出現老化現象時，口中會逐漸變得乾燥。這是由於新陳代謝受到抑制，細胞內的成份呈枯竭狀態所致。

3. Chapter

水與健康息息相關

人體是由細胞所組成

眾所周知，人體是由細胞所組成的，人的疾病最終都可以歸結為細胞受損，人的衰老也是由於細胞老化或壞死所造成的。造成細胞病態或者老化的主要元兇就是過剩的氧自由基。

氧自由基是怎麼產生的呢？氧自由基通過人的呼吸進入到體內，有經血液中的紅血球運輸到各個細胞中。為了讓其在各細胞內產生能量，糖分和脂肪就會燃燒、消耗。此時氧氣也會發生燃燒，其中有2％會變成活性氧。因為食品添加劑、含氯氣的飲料水等原因，腸內微生物菌群失調，引起腸胃內異常發酵，此時，活性氧會大量產生。

其他的還有，在激烈運動後、紫外線、吸菸、飲酒、手機電磁輻射、精神壓力大時、接觸到細菌、病毒、大氣污染、放射線、透視、抗癌劑、染料等時候，人體內都會產生大量的活性氧。氫氣是一種無色、無味、無毒和無臭的氣體。氫氣的獨特性質，決定了氫氣在生物上具有許多優點

一個比較明顯的特點就是強大的穿透性，可以非常容易的進

入細胞內如細胞核和線粒體等任何部位。這是奠定氫氣可以用於治療疾病的一個重要特徵。氫的主要功效為：抗氧化。選擇性的中和羥自由基，亞硝酸陰離子等。氫離子與活性氧彎合，還原於水，排出體外。富含氫離子的水素水（富氫水）。因此開始在國際市場上受到廣泛的關注。

　　簡單的來說，水素水即為氫還原水，就是一種讓水中含有強大還原力的氫、與普通的水不同的，通過其抗氧化還原力、清除體內過剩活性氧（氧自由基）的一種飲用水。

水是人體的清道夫

　　水是人體中的萬能元素，它既是營養進入細胞的載體，又是體內廢物和人體垃圾排出細胞和人體的運送者。正是水的溶解特性使它成為地球生命極為獨特和重要的元素之一，同時也是身體健康之必需。充分攝取高品質的水是實現健康活力的一個簡單而又極為重要的因素。

水的優質效應

每天早晨起床後飲一杯白開水（常溫即可，300～500cc），使休息了一夜的胃活動起來，促進腸道蠕動。這有助於機體代謝，廢物排泄，補充睡眠中隨呼吸、汗液等喪失的水分，還有助於消除疲勞，促進機體唾液分泌，增進食欲。這種喝水方法特別適合於便秘的人。

你喝足水了嗎？

一天之內，喝足8～10大杯水是專家給我們建議的飲水量。乍看之下，這個數目簡直是個不可能完成的任務，可你絕對想不到，每天從我們體內所排泄出來的水分，甚至超過這個數字！

每天，從我們的毛孔中蒸發掉2～4杯水；由腳底板蒸發半杯到1杯水；而排出的尿液也高達6杯之多。總的算起來，一般人每天由體內排泄出的水分達12杯之多。

如果你讀到這裡還不覺得口渴，這些嚇人的數字，來說服自己多喝幾杯水吧！

水要怎麼補充？

這當然不是要大家喝光地球上所有的水。喝水是有學問的，我們的身體無法在同一時間吸收超過4大杯水的分量，而且根據

專家研究，每隔20～30分鐘補充一次水分，對身體的吸收程度最好。

也許剛開始練習每天喝大量的水，會讓你常常想到洗手間報到，可是經過幾個星期後，身體就會自己調整適應。

有人說為了保持充足的水分，最好把喝水想像成呼吸，因為當體內缺水時，你不會馬上感到口渴，身體會先向周邊器官「借水」，最主要的就是皮膚。當皮膚中無水可借時，你才會感到口渴。所以，當你感到口渴時，身體早已經「大旱」成災了。

人體需要多少水分？

前面提過，人每日需要喝多少水？需要多少水分？專家建議正常的人體水分需求，計算公式是每公斤體重每日約需35～40cc，（例如：體重60公斤的人，一天約要2100～2400cc的水）但人體所需的水量仍隨著飲食習慣、生活環境、溫度和溼度的不同而異，是否流汗、是否活動，所需的水量也有所不同，另外，某些疾病需特別管制飲水量的，仍須參考醫生的意見。

飲食與水的關係

首先觀察飲食與水的關係，食用較多糖分的人，體內產生較多的水分。相反地，吸收較多蛋白質的人，體內幾乎不產生水分。所以蛋白質代謝而形成的物質，必須透過尿液來排出體外。

環境與水的關係

人體需要補充流汗所造成的水分流失，尤其是在不知不覺中蒸發的大量水分，或空氣乾燥時，必須要吸收大量的水分，不然會造成體內水分的不足。生活在乾燥地區或因冷氣空調而造成空氣乾燥時，補充水分更是非常重要的事。夏天因冷氣空調而使人的皮膚如冬天般地乾糙，這就是因皮膚的水分不足所致。

體格與水的關係

隨著體格不同，所需的水量不同，皮下脂肪較少的人，因水分蒸發量較多，所以最好多喝水。相反地，脂肪較厚的人，因水分蒸發較少，相對喝水量較少。若口渴時喝水過量，體內的脂肪層將往體內排汗，所以對健康不佳。成人與兒童所需的水量不同，兒童的體溫較高，脂肪較薄，所以比成人需要更多的水分。

怎樣喝水較好？

　　身體需要足夠的水分，不能等到口渴才喝水，因為口渴是身體脫水較後期的指標之一，因此我們必須適時喝水，以補充身體所需的水分。

　　喝水的時間可參考下列方式：

1・早上起床後先喝水，約250〜500cc，可補充睡眠時流失的水分，因為空腹飲水時，水分很快就能進入體內的循環系統，稀釋睡眠期間因水分流失而較為黏稠的血液，促進血液循環。另外，早晨飲水可刺激胃腸蠕動、促進排便，解決便祕的問題。

2・餐前30〜60分鐘是飲水的好時間，可飲用250〜500cc，空腹時喝水可幫助潤滑食道，讓腸胃做好消化的準備。

3・餐後2個半小時喝水約250cc，可幫助消化作用的進行，並補充食物分解時所消耗的水分。

4・睡前二小時喝水約100〜150cc，為補充睡眠期間所需消耗的水分，（睡前不可大量飲水，以少量為宜）以不影響睡眠品質為原則。

5・運動前半小時喝水約250～500cc（視運動強度），可幫助身體儲備水分，以提供運動消耗的水分，運動中也要視運動強度每隔15～30分鐘即適量補充水分，不可等到渴得要命才喝水。

充分的吸收水分可預防黑斑與皺紋

美女離不開水，所以才有形容漂亮的女孩為水靈靈的姑娘。人們常用潤滑的皮膚「水噹噹」，來象徵青春亮麗，也間接地描述了體內水分的重要性。除了人類以外，動植物也同樣地吸收充分的水分來幫助新陳代謝，並與生命活動有密切的關係，這是大家都知道的事實。

老化就是喪失水分的過程

有彈性的、潤滑的皮膚就是體內吸收足夠水分的證據，若水

分供給不足，細胞活動將受到抑制，身體組織裡的水分不均勻，皮膚自然變得粗糙。老人的皮膚粗糙、乾燥、皺紋多，這就是水分吸收不良的老化所引起的。

若年輕人的皮膚沒有彈性、皺紋和黑斑多，多半是水分吸收不足有關。而且，飲料並不是水，每天喝飲料的人（姑且不談飲料對人體的壞處），水分吸收還是不夠，會因為慢性脫水，使其皮膚容易喪失彈性，皺紋也會變多。

生水能促進細胞的活性化

這裡所說的生水和前面說過不能喝生水，好像自相矛盾了，所以要說明一下，此處的生水是指天然淨化，已無污染，並保留有微量元素與礦物的水。一般我們也可以採用市面上所售的過濾水壺來製造生水，例如，用德國或日本廠牌的過濾水壺，如此要安全喝生水，就會變成十分方便了。

由於水分不足、水分吸收不良、吸收過多高溫的水分，這些都是促進皮膚老化的因素。為了維持「潤滑的皮膚」，供給生水是絕對必要的。

生水能被身體完全吸收，使細胞活化，讓各臟器活潑地運作，並對皮膚保溼扮演重要的角色。

尤其喝常溫的生水，其結構就如同人體正常細胞周圍的六角形環狀，所以是對健康有益的水。這種六角水不阻礙細胞裡的水結構，所以能延遲皺紋的產生與老化現象。

除此之外，促進皮膚老化的因素有睡眠不足、勞累、環境的劇烈變化（如空服員、機長等）、壓力等，比起任何藥品或健康食品，充分地吸收「生水」則是維持健康的捷徑。有人說「女人是水做的」，即說明了漂亮的女人是離不開水的。

何謂好喝的水？

好喝的水很難定義。其實味覺所認知的好喝的水，很難用言語來表達。但是以下列舉的可說是好喝的水的基本條件。

1·要有好的味道

有甘醇味道的水才是好的水，為了達到這條件，原水本身要

好。慢慢通過黏土層、岩層、沙層的地下水才是最好的原水,這樣的水帶有微微的香氣。如果有藻類生長或下水道排水流入原水,則會聞到不好的味道。水庫裡常會滋生一些藻類,這是水不流通而產生的,也是水味變怪的原因。原水要有甘醇的味道才是好水。

大都市需要大量的水,所以要擁有大量的原水。水從地面湧出的地方不多,能大量取水的地方只有河川。大都會隨著人口與現代化的程度,原水產生不足的現象,加上河川上游的水質遭到污染,未經處理的生活污水流入河川裡,所以難以避免水味不佳的情況。尤其水質裡含有大量的氨時,淨水廠就不得不使用氯來殺菌,因此有些自來水就呈現怪味,甚至令人作嘔。

2‧口感要好

礦泉水裡含有適量的礦物質,飲用時可感覺出來。若礦物質太多,味道反而不佳。尤其鈣質與鎂過高,能讓水變成硬水,失去水的美味。如果含有少量的二氧化碳,能使口感更佳,味道爽快。煮過的水味道並不佳,那是因為水加熱的過程中,二氧化碳及水中的溶氧消失的緣故。

3・溫度也是重要的因素

喝涼水感到好喝，那是因為涼水本身給予味覺爽快的刺激。實驗證實最好喝的水是10～15℃左右，也就是比體溫低20～25℃左右的溫度，這是因為水溫與體溫若差不到20℃左右，所帶給味覺的刺激較少，所以感到不好喝。

一般認為山谷裡涼的溪水較好喝，這是因為山上湧出的水順著急流而下，有時經瀑布而掉落，並通過沙、岩層而具備了好喝水味的條件所致。當水從高處落下時，可吸收較多的空氣和二氧化碳，而且水的波浪能使水的溫度下降。

當水蒸發時，能產生氣化熱，所以隨著溫度的下降，能吸收更多的二氧化碳。二氧化碳融入水裡變成碳酸，所以水質呈現弱酸性。酸性水能將岩石的礦物質溶出，而改變水的pH值，由弱酸性變成弱鹼性，所以溪水中會含有一些礦物質。但工業、農業以及養殖業的污染嚴重，山谷裡的水也可能受到了污染，飲用之前必須要多注意。

有痛風的人要多喝水

　　為了防止血液裡的尿酸量增加，要喝較多的水。痛風（尿酸代謝異常所引起的關節炎之一，主要以大腳指關節的急性或慢性疼痛）的人只要風吹就感到疼痛，其前兆則是大腳趾的根部感到陣痛和發熱感，12～24小時後會感到劇烈疼痛的症狀。

　　一般而言，此關節炎最初始自大腳趾，病情發作時甚至無法穿鞋，嚴重時無法站立。當病情發作而感到疼痛和腫脹時，吃藥僅有短暫的效果。若血液中的尿酸值過高，能導致腎臟、心臟、腦血管裡充滿尿酸，各臟器無法正常運作，終究引起腎臟病（腎臟無法淨化血液）與心臟疾病（心臟無法將血液供給到身體各部分）等情況。

　　尿酸可由小便、大便、流汗來排除，但是主要排除途徑則是從腎臟經小便排出。如果小便量減少，排出體外的尿酸也減少，體內的尿酸值會上升。所以為了避免尿酸值的上升，必須要多喝水，以便增加小便的量。

　　血液裡的正常尿酸值是100cc的血液裡男性為3.8～7.5mg，

女性為2.4～5.8mg，若超過此數字就稱高尿酸血症，此階段還不是痛風，但是繼續下去就會產生的痛風的特徵——關節炎。血液裡的尿酸量超過10mg時，就會呈現痛風的症狀。所以要明白自己的排尿量。

一般治療痛風主要靠藥物，但是尿酸值不太高時（5.8mg以下），可以不借藥物而能控制。痛風患者為了穩定體內的尿酸值，每天要維持一公升的小便量。對於用小便來調節尿酸的人來說，這是非常重要的事實。到底要喝多少水才是合適，因人而異，詳細喝水量可參考醫生意見或前述每公斤體重每日35～40cc的飲水量。

水停一日體生毒，人閒百日必生病

要提醒大家的是，每天早上喝一杯水，並能做到持之以恒，對健康和延年益壽有非常大的好處。

1・促進排便

清晨飲水可預防習慣性便秘。由於胃腸得到及時的清理洗刷，糞便不會淤積乾結。同時，飲水對胃腸也是一種輕微的刺激，能促使胃腸蠕動，有利於排便。

2・排毒作用

許多家庭有晚餐吃得豐富的習慣，因此，晚餐攝入的動物蛋白及鹽分進入體內較多。動物蛋白質在體內分解代謝會產生一定的毒性物質，早晨起床及時飲水，可通過促進排尿，盡快把它們排出體外。

3・預防高血壓、動脈硬化

若在早晨起床後馬上喝杯溫開水，有利於把頭天晚餐吃進體內的鹽很快排出體外。平時飲水多、愛喝茶的人，高血壓及動脈硬化發病率就低。

4・預防心絞痛

人體通過一夜的睡眠後，體內水分隨尿液、汗液和呼吸丟失很多，血液會變得黏稠，血管腔也因血容量減少而變窄，這常使供給心臟血液的冠狀動脈發生急性供血不足，甚至發生閉塞。因此，心絞痛及心肌梗死多發生在清晨及上午9:00左右。老年人如在清晨喝杯水，就能達到補充水分、降低血液黏稠度和擴張、復原血管的目的，從而降低心絞痛及心肌梗死發生的可能性。

5・怎樣健康喝水？

1・不喝生水：這裡所說的生水，即沒經過處理的一般水。生水中含有各種各樣對人體有害的微生物。這些病菌喝到人肚子裡以後，容易使人患急性胃腸炎、傷寒及痢疾等傳染病。

2・口渴時不要大量飲水：一下子飲水過多，會沖淡胃液，導致胃腸的吸收能力減退。

3・大量出汗後應喝鹽開水：大量出汗的時候，隨著汗液的排出，鹽分也會隨之排出人體，因而需要喝一些含有鹽分的開水，一般以500毫升水中放1克鹽為宜。

低溫水最易被人體吸收

　　因為熱開水過燙，對口腔、食道和胃的黏膜均會產生傷害，一些愛喝滾燙熱茶、常吃熱燙食物的人，也是口腔癌、食道癌和胃癌的高發人群。而過涼的水，是牙齒、咽喉、食道尤其是胃腸所不喜歡的。因為涼水不但會刺激胃腸道，令血管收縮，使胃液和腸液等消化液分泌減少，影響對食物的消化吸收，而且可引起胃腸痙攣，發生胃痛或腹痛、腹瀉等。而低溫開水，對消化道是一種不冷不熱的良性刺激，很符合胃腸的需要。

　　近年來，世界各國，尤其是發達國家，提倡喝低溫水，認為開水在低溫時內聚力增大，分子間更加緊密，表面張力和水的密度、黏滯度以及電導率等理化性能都有改變，其生物活性比自然水要高出4～5倍。這些性質與人體細胞的液體十分接近，因而加強了與細胞的親和性，所以低溫開水最易被人體吸收。

中醫所說的「水毒和淤血」是什麼？

水毒是人體體液分布不均勻時發生的狀態，也就是體內發生水代謝異常的狀態。淤血是人體內的老、舊、殘、污血液，是氣、血、水不流暢的病態和末梢循環不暢的產物。水毒會引起病理的滲出液及異常分泌等，也會出現發汗排尿的異常和水腫。淤血會引起對細胞、肌肉的養分、氧氣供應不足，引發腰酸背痛，同時身體表面溫度降低，有寒冷感。

對於這兩種人體垃圾，可以採用中藥進行調理。另外，吃蘋果也可以起到促使這兩種人體垃圾排出體外的作用。

根據中醫理論，「水代謝異常」可以分為以下幾類：

1·熱毒

各種因素導致機體陰虛陽亢，都會產生熱毒。如平時經常提到的肝火旺、胃灼熱等，都是熱毒影響不同臟腑的結果。有熱毒的人表現為：口苦口臭、咽喉疼痛、大便乾燥、面部如蒙油垢、

易生痤瘡、鼻孔出血、痔瘡便血、手足汗多等。

2‧寒毒

　　各種因素導致機體陽虛寒盛，都會產生寒毒。寒對人體的影響主要是在血液循環：人體內的血液，得溫則流通，遇寒則凝滯。當體內有寒毒時，會使人體血管中的血液流動不暢，甚至引起淤血阻滯，從而使血液黏稠度增高，血流速度減慢，易引起血液淤滯或血管梗塞等疾病。

3‧濕毒

　　水濕是機體水液代謝發生障礙所形成的病理產物，若不及時排出體外，也可能成為對人體有害的濕毒。濕不僅阻滯氣機，阻礙血行，而且濕性重濁黏滯，一旦為病，病位廣泛，病勢纏綿難愈。如常見的口味甜膩、小便不暢、大便瀉而不爽、痤瘡、濕疹、黃汗、面色黃胖、身體倦怠、四肢酸重等症狀，都與濕毒密切相關。

4・食積之毒

中醫認為，脾主運化，胃主受納腐熟。脾主升清，胃主降濁。脾升胃降，共同完成食物的消化、吸收與輸布。如果飲食不節，導致脾胃功能失調，食物就不易被人體消化利用，存於體內過久而為食積，醞釀成毒，損傷脾胃，出現食欲不振、胸悶、噯氣、反酸、臭汗、黃汗、小便如米汁、大便不暢、面部生痤瘡、青春痘等症狀。

5・淤血之毒

凡是各種因素引起血液積滯，不能正常循環，都會形成淤血。由於淤血而使血液失去了正常功能，對人體就會產生毒害。

6・蟲毒

體內若有寄生蟲，可出現面色萎黃、睡時磨牙、消化功能紊亂等症狀。

7‧藥毒

藥物本身是治病的，但是藥物使用不恰當，不僅治不好病，反而會變成毒。如長期服用某些藥物，會造成肝臟、腎臟的損害，危害人體健康。「是藥三分毒」，就是說的這個道理。

不論是哪一類的毒，存留在體內，都可以對人體產生危害。其表現如下：

1‧影響氣血運行

體內的毒一旦形成，既可阻滯氣的運動，又可以阻礙血的正常運行，使體內血液運行滯緩，而形成淤血。我們平時見到有些人，面色紫暗、口唇青紫，都是體內有淤血的表現。常見的心血管疾病如動脈硬化、冠心病、腦出血等，皆與淤血有關。

2‧影響精神狀態

據現代醫學研究認為，外界環境的改變、機體內部代謝的變化，均可改變大腦中5—羥色胺、多巴胺等神經遞質的分布及數

量，進而引發相關病症。某些毒物作用於人的中樞神經系統和內分泌系統，不僅會影響精神狀態，引起失眠、精神委靡、思維遲鈍，還可導致情志變異，如神情淡漠、鬱鬱寡歡，憂慮煩躁、脾氣變差、易怒等。

3・影響代謝平衡

毒滯留在體內，可導致機體能量代謝平衡失調，產熱過多。熱多既能生火，又會消灼煎熬陰津，從而耗傷人體的津液，表現為皮膚乾燥瘙癢、大便乾結、面部長痤瘡等。

4・影響臟腑功能

毒能破壞人體臟腑的正常功能以及臟腑之間的協調統一，導致一系列全身或局部的病理變化及臨床表現。例如腎中精氣有調節全身陰陽的能力，一旦讓毒造成腎虧，體內的陰陽就會失調，表現為陰陽偏盛或偏衰。如陰虛則火旺，就會出現皮膚乾燥、大便乾結、失眠多夢、口乾咽痛的症狀；陽虛則生寒，就會出現面色暗淡無華、形寒肢冷、大便溏泄、精神不振等症狀。

5・影響養顏美容

皮膚衰老及面部色素沉著都會影響美容。各種毒可以作用於下丘腦、垂體、腎上腺，致皮質激素增多，產生老人斑、黃褐斑等。毒還可以促使自由基的產生，它是皮膚衰老、面部皺紋增多、有礙美容的主要原因之一。

6・加速人體老化

人體的衰老機制不外乎陰陽失調、氣血失和、臟腑功能失調。人體協調陰陽平衡和臟腑的功能，隨著年齡的增長會逐漸減弱。若長期受到外毒、內毒等人體垃圾的侵害，容易加速陰陽失衡，從而影響營養物質的攝入、轉化及人體垃圾的排出，損害臟腑組織，使其功能減退而導致人體提前衰老。

由中醫認知的「水代謝異常」，更能使我們深刻了解水對人體的作用，因此「水是最好的藥」這句話，可不是嘩然取眾或危言聳聽了。總之，要了解水質健康息息相關！

4. Chapter

水質決定體質

「水素水」的最新情報

　　日本知名水專家林秀光醫學博士在他的大作《生命之水——水素水排毒》一書中，全面系統地闡述了富含活性氫的水，是人類健康真正朋友的道理。自從2007年日本學發表氫氣效應醫學研究論文以後，國際上有許多學者，都展開了氫氣治療疾病的研究並發表了一系列的研究論文。單從人體研究角度，就有臨床研究證明氫水對代謝綜合症，糖尿病，帕金森症等疾病的治療作用。潛水醫學的長期研究表明，人即使呼吸高壓氧也無明顯不良影響。再次，氫本身結構簡單，與自由基反應的產物也簡單。例如，與輕自由基反應生成水，多餘的氧可通過呼吸排出體外，不會有任何殘留的問題，這明顯不同於其他抗氧化物質。氫的還原性比較弱，只與活性強和毒性強的活性氧反應，不與具有重要信號作用活性氧反應，這是氫選擇性抗氧化的基礎。因此飲用活性氫水有著非常好的效果。富含氫氣的「水之王」水素水（富氫水）將會成為人類健康的重要產品保障。

　　中國氫氣醫學研究發展迅速，許多著名學術機構如第二軍醫大學、第四軍醫大學、復旦大學、上海交通大學、西安交通大

學、泰山醫學院、天津醫科大學、協和醫院、天壇醫院和北京工業大學等參與這一領域的研究，先後獲得國家自然科學基50多項，發表學術論文300多篇。國際臨牀試驗和600餘篇科學研究結果證實氫氣的醫療保健及美容效果顯著，有效改善至少73種以上疾病，中國氫水研究領軍人物第二軍醫大學孫學軍教授也特別發表《誰說氫氣醫學是騙人的？》文章指出學術爭議不能有選擇性意見，應該客觀公正把兩方面的觀點都擺出來，更重要的是提出看法要有證據而不是簡單聲稱。

中國目前鍾南山、吳孟超、王紅陽、夏照帆、王忠誠等中國工程院院士也積極參與了氫氣醫學的研究，鍾南山院士在2016年4月16日世界胸科大會上發言指出「氫分子主要針對慢性疾病，最基本的是抗氧化應激的加強作用，不是單純修復作用，有利於機體修復，理念是對因治療而不是對症治療。」

談到水素水〈氫水〉中國氫水領軍人物第二軍醫大學孫學軍教授認為：「根據目前初步掌握的數據和信息，發現氫水對80%以上的老年便祕患者有確定的效果，對惡性腫瘤治療副作用、尿毒症、動脈硬化和代謝綜合症患者都具有明顯效果，如果這些現像確定無疑，那麼氫氣在控制人類慢性疾病方面肯定會帶來難以估量的貢獻。」

前面提過的林秀光醫學博士在他的著作《生命之水：水素水排毒》中寫道：水素水即含豐富H2（分子氫）的水進入到我們的體內，那麼活性氧就會被H（原子氫）即活性氫分解、消除。

也就是說，水素水進入我們的體內後，將體內不斷產生的活性氧逐消除掉。

水素研究項目被美國NASA列入2013年重要研究發現，氫生物效應領域唯一獲得國家自然科學基金重點項目資助課題組。世界不少國包括中日韓本已經同意氫（水素）作為食品添加劑是安全的合法的。3年前中日氫（水素）科學家就已經開始聯合研究，並且成立了氫（水素）分子機構，在廣州、上海、泰山、韓國、日本進行了多次學術會議。孫學軍和蔡健明教授是中國氫行業的領頭羊，他們的科研結果多次受到國家級表彰，孫學軍教授還專門開設微博長期致力於氫（水素）知識普及，是科技網紅。近幾年蔡健明教授的軍醫科研團隊發表了不少論文，特別是用老鼠實驗受輻射後飲用水素水對於生物血液各項指標修復的論文。受到各國科學家一致好評，還有不少科學家用水素水搞糖尿病康復研究，吸水素(氫)對於腦梗塞，帕金森病研究等，都取得一定效果。

在2016年5月日本橫濱舉行的日本水素分子醫學生物協會6周年大會太田成男教授發表了他最新研究《水素對於DNA影响機制》。太田成男教授與各國行業人士進行學術交流。各國投入大量人力物力資金研究水素，並且有這麼多的科學家從事研究。

水素療法和幹組胞療法將是未來10年科學家要攻克的問題。幹細胞療法非常複雜受制於遺傳基因DNA及排擠現象等限制，未知數太多操作複雜，出錯後果嚴重。但水素療法到現在為止，

科學家沒有發現什麼明顯副作用，安全性高、成本低、容易平民化，所以各國都對它寄予希望。至於水素（氫）在新能源上應用前景非常廣濶，日本政府明確表態要實現水素社會，種種不爭的事實表明水素不是偽科學，是真科學。水素水更不是偽科學，只可以說火侯還差一些。

21世紀不得不正視的水問題

「水質決定體質」，但真正能領悟到水對生命、健康的重要性的人並不多，因此，有人稱水是「被遺忘了的營養素」。

世界衛生組織（WHO）機構統計，發展中國家80％的疾病和人類1/3的死亡歸根於水。中國健康飲用水專業委員會主任李復興教授提出我們平常所喝的水或使用的水，確實會縮短自身的生命。好水決定了壽命。

水素水（富氫水）不僅潔淨，有氫有能量，水都是呈現小分子活水團，負離子深度吸收80％，淨化血液，使血液暢通，代謝旺盛，預防多種疾病，增進人體健康。

中國大陸人大常委會副委員長何魯麗發表文章指出：中國正面臨著第二次衛生革命的戰略轉折，高血壓、冠心病、糖尿病、

癌症等疾病正嚴重威脅著我們的健康和生命。

　　據中國衛生部統計，每年新發生腦血管病200萬人，每年死於腦中風者150萬人左右，其中3/4留有不同程度的殘疾，冠心病死亡率最近8年在城市升高53.4％，這兩種病造成各種損失接近1000億人民幣。

　　為什麼在生活條件改善，醫藥水準不斷提高的今天，這些致命的病，卻越來越多了？

　　《中國水網》雜誌指出：「全世界80％以上疾病和33％的死亡與受污染的飲用水有關。」以及「人類健康的十大危機，不潔飲水首當其衝。」在人體組織中，水分就占了70％，水質好壞對人體健康關係極大。

　　中國衛生部及水專家委員會主任、中國軍事醫學科學院教授梁增輝在《健康時報》發表文章說：隨著工業的發展，世界範圍內飲水水源污染越來越嚴重，50年代以前水源主要受病原微生物的污染，引起霍亂、傷寒、甲肝爆發流行，二十世紀中葉水源受到重金屬汙染。20年來，水的有機物污染日益嚴重，在水中測出109種致癌物質。從全國範圍來看，水中病原微生物、重金屬和有機物等三種污染物質並存，飲水危害健康十分嚴峻。全國有9億多人在飲用污染物超標的水。

　　北京清華大學環境工程學院博士生導師錢易指出：越來越多的研究表明：大部分癌症是由環境中化學致癌因數造成的，而這

些因數又廣泛存在於地表水、地下水和經過消毒處理的飲水中。

2001年世界淡水資源會議透露：「飲用水導致的腫瘤、癌症、心腦血管硬、肝病、腎病、結石、致畸、嬰幼兒身體和智力發育遲緩、上述情況呈現出前所未有的趨勢。」水源的污染對人體健康的危害如此嚴重嗎？

中央電視臺2004年8月9日《新聞調查》用事實證明世界衛生組織和專家們的說法。河南省沈丘縣黃孟營村在六十年代是個有名的「水糧之鄉」，那裡土地肥沃、水質清秀、人傑地靈。但到了九十年代後，特別是近四、五年時間，這個村發生了痛心的變化，昔日的「水糧之鄉」今日成了「癌症之鄉」、「殘疾之鄉」。在死亡的200多人中，癌症死亡105人，占死亡人數的51.5％，不明原因死亡人數占10.8％，其他死亡占37.7％，還有不孕症、兒童先天性心臟病及失明、耳聾和發育不全等疾病十分嚴重，有20多戶一家發生兩個以上癌症患者，其中有兩戶人煙絕跡。死亡者中年齡最小的只有1歲，最小的癌症患者只有150天，可憐的小生命在娘胎裡已經受了感染。

記者追根求源，得知是在沙穎河水質變壞後，村裡的患病致殘、致癌、不孕的人數才越來越多。為了弄清水源與村民的疾病是否有關係，記者與環保、醫療等有關單位聯繫，通過現場多點採樣化驗，並將化驗報告帶到北京請有關專家論證，專家確認，水中錳、亞硝酸鹽、硝酸胺等有毒物質嚴重超標。專家指出：

「長期飲用此水可誘發多種癌症、心腦血管病、致使青少年喪失聽力、視力和生育能力⋯⋯」

水是生命之源，也是生病之源，黃孟營村老百姓對此有切身的感受，他們說沙潁河的水：「五十年代淘米洗菜、六十年代洗衣灌溉、七十年代水質變壞、八十年代魚蝦絕代、九十年代拉稀生癌。」事實說明，飲用水的污染是威脅人類健康最大的隱形殺手。同年8月24日的湖北省中醫研究所所長朱教授的沙市健康講座會上指出：「飲用水的污染是導致人體成為酸性體質的重要因素，而酸性體質是滋生疾病的溫床。」

19世紀以前，水污染中最可怕的是生物污染，它發生最早，延續時間最長，對人類的危害最大。生物污染主要指病原性微生物污染而引起的霍亂、傷寒、脊髓灰質炎、甲型病毒性肝炎等，通過水傳播而發生的傳染病爆發，瘟疫流行曾奪走了千百萬人的生命，現今世界上某些落後的農村地區仍然常有這類水中生物污染導致的流行病爆發。由於現代工業高度發展，水污染日益加劇，導致各種疾病滋生。

據世界衛生組織調查，人類疾病80％與水有關，每年世界上有2500萬名以上的兒童因飲用被污染的水而死亡。現今，癌症的發病率也越來越高，並已成為人類最可怕的敵人。據統計，現在世界上每年有千分之一的人患癌症，每年有300餘萬人死於癌症，約占全世界人口死亡總數的1/4。

美國、英國、法國、日本等先進工業國的癌症死亡率僅次於心血管疾病，居第二位。大量的研究表明：大部分的癌症是由環境中的化學致癌因數造成的，而這些因數又廣泛存在於地表水、地下水和經過處理的飲用水中。

　　到目前為止，美國飲用水中發現的化學污染物總數已超過2100種，其中已確認是致癌物和可疑致癌物的有97種，另有133種是致突變、致腫瘤或有毒污染物其餘90％的污染物中有沒有或有多少致癌物還未確定。這些致癌因數又是從何而來的呢？很顯然，地表水和地下水中的致癌因素主要是來源於工業廢水、化肥和農藥。

優質水的條件

好的飲用水需具有下列的條件:

1・不可含有有害生命體的物質。

2・要包含均衡的礦物質成分：不含任何物質的純水並不適合生命體，因為生命體的內部由金屬離子來調解細胞裡外的滲透壓。

3・水的硬度不可過高：專家建議水中鈣、鎂離子的含量最

好在50～150ppm，硬度過高的水容易產生水垢，且水的口感也不好，並且鈣質過高會降低米飯的味道。

4・要呈現弱鹼性：人體是弱鹼性，使用鹼性水可降低酵素和抗氧化物質的活動，弱鹼性的水能幫助飲食的分解、消化與吸收等功效，並能增強免疫力。亦即，可維持體內的抗酸性。

5・滿足以上的條件之後，水的分子團要小：水分子團小，代表在同樣的溫度下分子的運動較快。這樣的水有很好的吸收力，並不減低體內酵素的活動。

6・要擁有六角形的結構。

7・要有高度的還原力。

礦泉水Mineral water

　　雨水滲透到地下之後，長期從土壤裡吸收礦物質和碳酸，變成了地下水和泉水。自然水是對人體最好的水，Mineral代表無機營養物質的礦物質，與重金屬有所區別，雖然礦物質在人體所佔的比率僅是3.5%，卻扮演重要的角色。這種礦物質可分為多量元素與微量元素，其角色可作如下的整理。

礦物質的特徵與功能

區分	元素	特徵與功能
多量元素	鈣	・體內最豐富的陽離子，大約佔體重的1.5%～2.0% ・調節骨骼與血液之間的均衡。 ・成人一日需要量為800～1000mg。
	磷	・眾多酵素系統的補助角色。 ・成人一日需要量為800～1000mg。
	鎂	・細胞內的滲透壓、調節體溫、刺激肌肉成長。 ・缺乏鎂就無法吸收鈣質。 ・成人一日需要量為300～350mg。
	鉀和鈉	・細胞裡外的滲透壓、維持血壓等的角色。
微量元素	鐵	・讓血液裡的氧氣流動，有新陳代謝的重要角色。
	鋅	・蛋白質的合成，提升免疫功能。
	其他	・銅、錳、硒、鍺、氟、鎳等

　　將廢物排出體外等，並且為了內臟的正常運作，水是必要的。將人體裡新陳代謝所產生的熱能排出體外，夏天藉流汗調節體溫等，這些都是因水的作用而使人維持健康的生活。

　　人體所需的水量，因著氣溫、溼度、體質、體格、勞動量而有所不同。

　　肥胖的人比瘦的人需要更多的水，高大的人比矮小的人需要更多的水。當人體缺水時，將產生缺乏食慾、嘔吐、不舒適等的情況，嚴重的缺水甚至可導致死亡。人體也不能過分吸取水分，否則會降低血液中鈉的濃度，產生低血鈉的情形。

水分子團

　　水分子的結構並不是呈一直線，水分子圍繞在氧分子而形成彎曲的形狀，如同葡萄樹枝般組合在一起，所以叫做水分子團（Cluster）。

　　水分子團由5到50～60個水分子所組成，水分子團的大小直接影響到水味與人體的健康。利用核磁共振儀（NMR），可以明白分子的活動與水分子團的大小。長壽村和溫泉的水呈現較小的水分子團。

小水分子團水的特徵

1・滲透力強：水分子團較小的水分子因體積較小，很容易
　　滲透到物質裡。
2・味道好：水分子團小，更能刺激舌的味蕾，所以人們說
　　「好喝」、「口感好」、「喝起來很順口』」。
3・多喝也不會感到負擔：喝太多水分子團大的水，會讓肚
　　子脹而感到不適。但水分子團小的水容易吸收，喝多也
　　無妨，水分子團小的水容易被消化器官吸收。
4・傳熱度高，可快速沸騰：水分子團小的水活動速度快，
　　擁有較大的能量，所以沸騰速度快，能量高，能使細胞
　　活性化，有助於健康。
5・有助於健康：水分子團小的水，對於改善、預防疾病，
　　有很大的效果。

鹼性水的分子團

　　鹼性水對細胞有強力的滲透力，因為水分子團較小。水是
由氫和氧所組成的化合物，水分子並非單獨存在，而是幾個水
分子組合在一起，而且水分子會不斷地結合、分開，水分子團

的形狀如同葡萄樹枝，所以叫做水分子團（Cluster）。一般認為決定水的味道是礦物質，但是最近發現還有其他的因素，那就是分子團（Cluster）理論。

松下和弘博士的研究

日本電子研究院的松下和弘博士，他使用核磁共振儀（NMR）反覆實驗，研究出自天水、井水、雨水、各種淨水器、鹼性水等的水分子團數字，NMR所測量的數字結果如下。

水分子團的比較：

水的類型	水的振頻	水的類型	水的振頻
雨水	119Hz	溫泉水	79Hz
泉水	122Hz	長壽村水	70Hz
礦泉水	94Hz	神經細胞	60Hz
井水	105Hz	鹼性水	54Hz
自來水	117Hz	蒸餾水	118Hz

根據實驗的結果，松下博士說：「水分子團越小，越能符合味覺細胞的喜好，因此味道更美。就如同陳酒的分子結構變小，味道變得更香醇的道理一樣。」

分子團小的水，較容易滲透到細胞裡，刺激細胞的抗酸性，並促進新陳代謝。這一點就是鹼性水對人體有益的重要因素。

六角水

六角水是由韓國科學技術院的田武植博士所提出的理論，根據田武植博士的理論，水的結構有六角形、五角形的環形結構。

有助於人體的水則是六角形環形結構。癌症組織裡含有許多五角形結構的水，所以六角形結構的水有助於治癌症。

因此專家稱體內喪失六角水的現象為老化，六角水的水分子結合狀態為六角形。然而如上所述，在液體的水裡，水分子以一千億分之一秒的時間，不斷地反覆結合分開，其形狀也不斷地改變。六角水代表水中六角水的比率較高者。

水的結構因溫度而不同，水溫越冷六角水的比率越高，在零下40℃的水裡，100％變為六角水。並且，除了溫度以外，水中

的離子和化學物質也能提升六角水的比率。水中的礦物質能影響六角水的形成，其離子的電荷較大時，或者體積較小時，能強化離子周圍的水結構，並提高黏性。

根據田武植博士的理論，六角水是攸關健康的根源，「小分子團」的理論也是歸屬於六角水的理論，六角水能治療糖尿病、便秘等慢性疾病。

喝水就會健康

我們的祖先早已明白水就是健康的根源。自古以來人若生病，會先讓病人多喝水，或用水洗淨，病情若沒有改善，才會讓人吃藥，這是古代人的習慣。

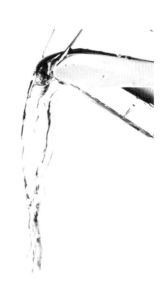

被稱為還原水的條件是？

像以前提到過的還原水有四種：

1‧天然還原水。

2‧礦物還原水。

3‧金屬離子式還原水。

4‧鹼性還原水。

這是經過日本厚生勞動省醫療認可的鹼性還原水（通稱：鹼性離子水，活性氫水）。

前幾天，在超市中發現了還原電位在－300mV以上的鹿兒島產瓶裝溫泉水，於是馬上購買下來。然後用ORP（氧化還原電位測量儀）測量後，發現只是普通的帶有＋150mV「氧化電位」的礦泉水。

通過這件事得出了首先在超市等場所購買「還原水」是不可能的。就算灌裝階段帶有負值還原電位，但到了我們消費者手中時「還原水」已經變成了單純的「氧化水」了。這是因為還原水帶有的負值還原電位會隨著時間逐漸減少的原因。現階段想要飲

項目	自來水	鹼性還原水	礦泉水
ph（酸鹼值）	7.0前後	9～10	7.0前後
總鹼度	28	112	31
Ca鈣	31.2	56.1	45.1
Mg鎂	5.8	7.8	6.8
K鉀	2.5	4.3	4.1
Na鈉	6.0	7.5	6.2
Cl氯	23.4	7.1	59.1
氧化還原電位	＋553mv	－283mv	＋251mv
水分子	117	58	108
滲透壓	中	高	中
溶解力	中	高	中
導熱・導電率	中	高	中
殺菌作用	中	高	低
表面張力	高	低	高
日本厚生省醫療效果認證	無	有	無

用還原水，只有通過挖井，或是購買還原水過濾器。

通過電解產生的陰極水　通過電解產生的陰極水一般被稱為「還原水・電解還原水」。並且，其中大部分水的ORP（氧化還原電位）值顯示為負。那麼為什麼會顯示負值（還原力）呢？

這正是因為有「氫」的存在。氫具有「－420mv」的強力還原力（相對的氧具有＋815mv氧化力）。因此，氫的含量越多ORP值就會變得越低。那麼，數值在什麼範圍上最好呢？

同行業界一般將「擁有－200mv以上的還原電位」的水，稱為電解還原水。

至於所謂的還原水是將±0～－199mv之間的水，稱為「還原水」。

還原電位比－200mv更低的水，我們也可以認為是「電解還原水・還原水」。

5. Chapter

好水的新寵兒：水素水

經濟艙症候群

不知道你有沒有這種經驗，在飛往歐美的航班上，由於要飛十幾個小時，於是你就換上了拖鞋，等要下飛機時鞋子竟然穿不上，好不容易才擠了進去——這就是一種不是因為流失汗水但卻也與身體內水分不足有關的症狀，也就是「經濟艙症候群」。

何謂經濟艙症候群？在極度乾燥的機艙裡長時間久坐，因長時間維持同一姿勢，會使體內血液濃度上升，使得足部血管形成血栓，經血液循環進入肺裡，很可能因阻塞肺血管造成肺動脈阻塞，而造成心肌梗塞、休克等情況發生，嚴重時還會有死亡的危險。雖然並非每個人都有機會搭乘遠程的飛機，但是只要是長時間維持同一姿勢，例如：看電影、使用電腦、玩線上遊戲、開會、長途搭乘交通工具等等，都應補充含有電解質之運動飲料，可維持體內水分均衡，降低血液濃度，增加血流順暢。

人體是由細胞所組成的，人的疾病最終都可以歸結為細胞受損，人的衰老也是由於細胞老化或壞死所造成的。造成細胞病態或者老化的主要元兇就是過剩的氧自由基。

氧自由基是怎麼產生的呢？

氧氣通過人的呼吸進入到體內，有經血液中的紅血球運輸到各個細胞中。為了讓其在各細胞內產生能量，糖分和脂肪就會燃燒、消耗。此時，氧氣也會發生燃燒，其中有2％會變成活性氧。因為食品添加劑、含氯氣的飲料水等原因，腸內微生物菌群失調，引起腸胃內異常發酵，此時，活性氧會大量產生。

其他的還有，在激烈運動後、紫外線、吸煙、飲酒、手電磁輻射、精神壓力大時、接觸到細菌、病毒、大氣污染、放射線、透視、抗癌劑、染料等時候，人體內都會產生大量活性氧。

氫的主要功效為：抗氧化

選擇性的中和羥基自由基，亞硝酸陰離子等。氫離子與活性

氧結合，還原成水，排出體外。

　　富含氫離子的水素水。因此開始在國際市場上受到廣泛的關注。簡單的來說，水素水即為氫還原水，就是一種讓水中含有強還原力的氫、與普通的水不同的，通過其抗氧化還原力、隨著市場消費需求的多樣化，保健意識的增強，消費者在考慮單純解渴、避暑的同時，越來越注重產品的健康元素，使用產品後假如能帶來身體上的健康，將更受歡迎，所以飲用水在未來發展中，將從單一解渴、避暑逐漸向健康、營養、美容等轉變。

氫是最乾淨的能源

　　前面說過，氫氣是一種無色，無味，無毒和無臭的氣體。氫氣的獨特性質，決定了氫氣在生物上具有許多優點。一個比較明顯的特點就是氫有強大的穿透性，可以非常容易的進入細胞內如細胞核和線粒體等任何部位。這是奠定氫氣可以用於治療疾病的一個重要特徵。

　　大家或許會問，氫真的沒有毒嗎？答案是氫沒有任何毒性。早在1874年富於幻想的作家威爾斯就曾預言：世界能源最終將以

氫為基礎。從現在的發展趨勢表明，下一世紀將過渡到使用無碳燃料，而氫作為燃料具有獨一無二的優點。

在地球上，氫的來源是無限的，大海就是氫源。此外，當氫與氧化合——燃燒，放出大量的能量之後。又變成了水。氫本身無味、無臭、無毒，燃燒後不會像燃燒礦物燃料——煤、石油、天然氣等那樣產生一氧化碳、二氧化碳、二氧化硫、顆粒粉塵等汙染物質。然而，氫的燃燒循環與生物圈相吻合，即使生成一點點的氧化氮也無關大局，既不影響大自然中生命界的物質循環，更不會擾亂生命界的生存繁衍。總而言之，氫稱得上一種特別乾淨的能源。

日本政府已經認可人體攝取氫的安全性，並作為一種日本厚生省認可的食品添加劑名列在目錄中（第168號水素）。德國的諾爾登瑙洞窟神奇之水就帶有非常豐富的氫，對老年癡呆、糖尿病、憂鬱症、關節炎、皮膚病、過敏症、高血脂、心腦血管、動脈硬化、潰瘍、腳氣等都具有明顯的療效，也就是說氫是神奇之水的根本原因，氫具有治療疾病的作用。尤其對糖尿病治療效果是肯定的，美國和日本均有相關研究報導。

水素水的未來

　　水素水飲料有望成為飲料市場的新寵和主流發展趨勢。水素水的氫離子可以和體內多餘的活性氧結合成水（$H_2 + O = H_2O$），隨尿排出體外，幫助細胞新陳代謝，安全、綠色環保對人體沒有任何毒副作用，沒有明確的禁忌症與禁忌人群。水素水的產業化符合現代食品工業「營養、衛生、方便」的發展趨勢。

　　水素水在未來飲料和保健食品領域內都將具有一定地位，不僅可以作為人們的日常飲用水，還可以作為營養補充劑或功能性食品的原材料和配料使用。如添加到嬰兒食品中，美容面膜中，可以增強孩子免疫力，幫助女性皮膚美白，祛除老年斑等。

　　並且從本書附錄的論文資料，我們也可以看出各國專家，一致致力於研究水素水對醫學上的影響力！相信不久會開花結果，讓人類因健康而獲得更美好的幸福感。

認識水素水產品

　　水素水自從發現氫分子生物醫學效應以來，相關產品的商業化進程也相繼誕生。

　　氫水就是典型的氫分子生物學效應的實際應用產品。

　　氫水又稱水素水（水素就是日文的氫）。

　　至於水素水，意為含有豐富氫氣的水。

　　消費者在選購富氫水之前，先要清楚水素水的作用機理並不是水本身的效應，更不是所謂水的弱鹼性、負電位、離子特性的功效。真正起作用的是水中含有的氫氣！這點一定要先搞清楚。選購時，注意以下幾點：

1‧不要被水素水的名稱所迷惑

　　水素水未必都是含有豐富氫氣的水，關鍵看水素水中氫氣到底它含量到什麼程度。氫水（水素水）中的氫氣含量一般用PPM表示。氫氣在水中的飽和濃度大約是0.8PPM，濃度大於0.8PPM

的水素水就是過飽和氫水。

目前市面上多數產品（水素棒、富氫水機、電解水機以及大部分瓶裝或者袋裝水素水）的濃度都在0.8PPM以下；過飽和濃度的水素水必須採用特殊的工藝，強制性將氫氣溶入水中並需要特殊的包裝和儲存方法。這種方法製造的水素水，濃度可以達到3－5PPM甚至更高。同樣聲稱水素水，濃度從0.1PPM到5PPM。差別很大！濃度高低不要輕信產品的廣告宣傳，要以實際檢測料為準。檢測方法以協力廠商氫濃度檢測首選。

2・電解式水素水機

採用電解水的方法，通常我們說的電解水機就是其中一種，在過去的幾十年期間，電解水一直被認為可以針對某些疾病有輔助治療效果。在日本，電解水是通過國家衛生管理部門認可和推廣的。過去的理論認為電解水之所以具有醫學效應，是因為電解後的水具有弱鹼性、小分子團結構。

自從發現氫分子醫學效應以後，目前認為電解水效應的本質也是氫氣效應。電解式水素水機分為二種，一種直接接入自來水管，利用PP棉、活性炭等濾芯先淨化水質，再通過電解槽電解，另一種是直接將乾淨的飲用水注入電解裝置電解，經過一定的電解時間倒出。

電解水素水機的電極很關鍵，劣質電極很容易被氧化且水中的重金屬含量因電解而增多。電解水素水機的產氫量和電解水的電極、電解時間、電解槽結構形式等有關，選購時，還是要以水中的氫氣濃度為選擇依據。

3·瓶裝或者袋裝水素水

這種成品水素水，是通過特殊工藝將高純度的氫氣溶解在純淨水或者其它礦泉水中，然後密封在容器裡而製成。氫氣濃度取決於製造工藝，一般可以做到0.5～0.8PPM，採用高壓工藝方法可以達到3PPM甚至更高。選購時，請認準濃度指標（不要輕信標籤上的濃度，最好是先購買一瓶送協力廠商檢測，以檢測結果為依據）。

4·固體水素水保健品

這種產品以日本引進為主。膠囊形式的包裝，膠囊裡面是粉狀的白色粉末。負氫離子膠囊就是其中的一種。這種食品粉末進入胃裡，遇見水就產生氫氣，使用很方便，而且氫氣的釋放時間相對於以水為載體的水素水要長。選購時可以通過膠囊中的粉末溶解在水中，再檢測水中的氫濃度作為依據。綜上所述，無論哪

種方法產生氫氣，最終都以氫濃度為關鍵指標！

　　氫分子是極易逃逸的，購買時還應該注意包裝和存放方法。玻璃瓶、鋁瓶對氫氣具有很好的封存效果。袋裝水包裝通常也有一層鋁膜作為密封材料。瓶裝和袋裝各有利弊，選購時請根據需要而定。袋裝水最大的優點是運輸成本低，攜帶方便。從儲存的遠期效果看，瓶裝要比袋裝的好。瓶裝水素水瓶口朝下更有利於保存氫含量的穩定。

　　水素水的本質是氫分子的醫學效應，水只是作為載體，但是水的品質也是格外的重要。對水質的要求是安全、衛生、具有活性為原則。

　　氫是一種化學元素，在元素週期表中於第一位。它的穿透性很強，因此，在儲存水素水的裝置上目前採用鋁箔包裝，因為鋁箔密封性更好，微小的氫分子無法從包裝材料中滲出。或者用鋁罐。同時要注意生產時間，選購時要購買最近時間生產的。再好的包裝和儲存方法，氫氣也存在緩慢洩露的可能性。

　　因此，在飲用水素水時，只要打開包裝，就必須在短時間內喝完，如果超過了一小時，那就是在喝白開水了。

抗氧化的新利器

　　水素水具有超過所有維生素A、C、E、綠茶等人類已知的抗氧化劑，負電位達到令人驚奇的－500mV，全面清除人體惡性活性氧（自由基）。

　　水素水是最好的抗氧化物，集高氫量、弱鹼性、負電位、小份子水為一體，平衡身體酸鹼度，可有效防止多種疾病。水素水很容易进入細胞通道，參與新陳代謝，從而促進細胞排毒，增加了細胞的水合作用，提升人體的免疫力。對膽結石的融化、心腦血管、腦動脈硬化、高血壓、糖尿病、癌症、改善女性生理週期、腸胃循環、便秘、消除女性更年期症狀、排除身體毒素等均有顯著的改善和預防的作用。

　　水素水除了飲用外，還是非常有效的保濕化妝水，對皮膚美容、袪除色斑特別有效。用水素水洗臉，讓皮膚遠離活性氧的危害，肌膚能變光滑，延緩肌膚衰老。每天飲用水素水會消除脂肪肝，排除腸毒，恢復體力，減肥效果明顯。

在潛水醫學領域，使用高壓水對活性氧的影響

氫還原水	-30％
維生素C	-22％
礦泉水	10％
自來水	25％

水素水和市面的電解水、能量水的比較

產品名稱	分子結構（奈米）	氧化還原電位（Mv）	弱鹼性	礦物質微量元素	氫容存度（H-ppm）	殺菌去氯功效
水素水	0.5～1	-250～-500	是	豐富	0.69～1.49	有
其他功能水	2.6～6	-100～200	是	豐富	0.03～0.15	無

　　PH值在7～11是鹼性體；PH2～7是酸性體；氫擁有－420mv的能量，是負電離子，是鹼性。

各國陸續投入研究

孫學軍教授認為，從學術角度來說，國際上對於氫氣生物醫學的認可度非常高。

第一，美國、日本和中國是研究氫氣醫學生物醫學效應最多的國家，每個國家都有幾十篇以上的文章發表，每個國家都有幾十個研究機構參與，更有像哈佛大學，匹斯堡大學，東京醫科大學，日本的國防醫學研究院，中國的第二軍醫大學，上海交通大學，復旦大學，第四軍醫大學，首都醫科大學，協和醫科大學等國內外知名的研究機構。瑞典斯德哥爾摩專門頒布醫學和生理學諾貝爾獎的卡羅琳醫學院，也有學者參與氫氣醫學效應的研究。匈牙利、德國、韓國等都有學術機構積極參與這方面研究。從這些方面來看，說明目前學者們對這個領域是比較認同的。

第二，中國也有眾多從事氫氣生物醫學效應研究的學者，僅國家自然科學基金項目在短短四年內已經超過30項。

第三，學術研究規模不斷擴大，2013年內，國際上發表的相關研究論文就超過100篇，作為一個新的研究領域，這樣的發展

速度是十分驚人的。雖然學術研究很熱鬧，但比較遺憾的是，國內臨床醫學及大眾對於氫氣的認可度不太夠，臨床上遠沒有實現廣泛應用，也還沒有形成比較大的市場產業規模。

日本水素水產業的發展

查閱國外大量相關資料發現，日本市場上各種類型的水或飲料有上百個品種，其中功能性飲品都具有不同的功效，消費者可根據自身狀況選擇適合自己的飲用水或飲料。而水素水（富氫水）的發展經過了大致如下發展過程。紮實的科學研究是氫產業發展的先導，由日本東京醫科大學率先開始，多個醫療科研機構參與，開展了從動物實驗到臨床研究、基礎機理等方面的科學探索，幾年來日本氫分子醫學研究一直走在世界前列，在國際醫學期刊發表論文100多篇。隨後，東京TSUJI診所等醫療機構已經開始製備富氫生理鹽水用於一部分病人的醫治。

在水素水用於人體健康及疾病治療具有積極意義的科研成果出現後，日本企業發現了商機，積極踴躍參與進來。一方面將水素水推向以大眾為主的健康飲品市場，另一方面積極以多種形式

贊助醫療機構開展深入研究，並不斷推進產品的更新換代，從鎂棒、氫水機等化學技術製造水素水的一代產品，過渡到應用納米膜滲透技術物理方法生產的袋裝水素水二代產品。同時陸續推出以氫氣為核心的水素水周邊產品，如氫保健膠囊、含氫化妝品、富氫沐浴劑以及可直接呼吸氫氣的專業設備。

2008年北京奧運會，日本多家水素水作為日本代表團的贊助飲品，成為了包括棒球、柔道等多個優勢項目選手的推薦產品。

2012年袋裝水素水已經成為日本氫健康產品中的主流，並不斷細分市場，超過20個品牌分別側重於中青年精英人群、女性養顏美容、中年群體亞健康調理、老年人改善體質或疾病預防、運動型飲品甚至寵物專用水素水。

2013年3月在舉辦的日本健康博覽會上，氫類產品受到了特別關注，專門設立了一個水素水及相關產品展廳，並舉辦了多場有關氫產品的講座、研討會及發布會。

經過幾年來的市場培育與發展，氫氣應用於健康的理念在日本深入人心。各種氫類產品遍布在運動場、健身房、醫療機構、咖啡廳、氫吧、美容店、養生會館等場所內，富氫水自動售貨機也開始進入人們的視線。

日本研究氫產品最積極

　　根據日本產業新聞調查，日本2012年氫類產品的銷售總額約為165億日元，2013年預計達到200億日元的市場規模，年增長率超過20％。

　　同時，日本產品新聞編輯社對水素水產品主要廠商調查顯示，大型網絡B2C企業，在2012年的銷售額略有減少，但商店及水素水企業銷售網站等專業製造及銷售商的銷售額卻增長了20％到50％，其增長勢頭和2011年相比有翻一倍的趨勢。該現象說明消費者在認同水素水作為具有健康與功效的特殊飲品的同時，更需要專業化諮詢與服務並得到其他附加價值。

　　據了解，在日本已經有東京醫科大學等幾家科研機構，在向政府申請藥品批號，計劃主要用於減輕癌症放化療過程中病人的不良反應。如果氫產品作為藥物的審批一旦出現，其市場規模還將呈現爆炸式增長。

大陸發展富氫水產業的現狀

大陸氫分子醫學研究近幾年風生水起。

截至2013年，氫氣生物醫學效應獲得的國家自然基金項目已經超過30項。包括解放軍總醫院、協和醫院、海軍總醫院、二軍大附屬長海醫院等幾十家醫院和科研機構開展了近200項氫氣生物醫學研究，涉及疾病60多類，基本上包含了代謝綜合症、帕金森症、癌症、各類炎症、便秘、B肝等所有常見病，且幾乎都取得了令專家們興奮不已的成果。

為什麼要研發富氫水

談到為什麼會開展富氫水（水素水）研發項目，史楊表示，多年來，他一直在從事物理混合技術的研究，接受富氫水這個概

念也是機緣巧合。主要是看重氫氣在解決慢性疾病中所發揮的作用，大陸有1.14億的糖尿病患者、近2億高血脂患者、3.3億高血壓患者，如果能夠參與慢性病的防治，其市場規模不可限量。

孫學軍教授披露，3月19日中國氫分子生物醫學學專業委員會成立大會將在北京召開，委員會匯集了近200名來自全國各大科研機構、院校研究氫分子生物醫學學的專家學者，會上還將有來自日本、韓國的專家報告其最新的研究成果。一個產業從誕生到興旺，必須具有廣泛的社會需求和體係化的科學研究做支撐，而富氫水已經具備了這兩個條件。

孫教授說，氫氣作為潛水呼吸氣體被人呼吸的應用研究已經有50多年了，無論從理論上還是實際應用中都還沒有發現氫氣的副作用，富氫水將會開拓出一個疾病非藥物療法的新領域。

水素水發展史

早在100多年前，世界聞名的法國「盧爾德泉水」、德國「諾爾登瑙泉水」就被人們發現對多種慢性疾病有很好的治療效果，因此得名「聖水」並流傳至今。

　　1998年日本朝日電視臺《探明真相》曾調查此水，發現此水能夠治療多種疾病並非子虛烏有，並採樣研究發現其與普通泉水差異並不是很大，唯一較大差異是其泉水中含有豐富的氫氣，難道氫氣可以治病？在當時的科學條件下還不得而知。

　　2007年日本醫科大學Ohsawa教授在世界著名雜誌《自然醫學》上發表了長篇論文《Hydrogen acts as a therapeutic antioxidant by selectively reducing cytotoxic oxygen radicals》（氫氣作用通過選擇性地減少細胞毒性的氧自由基的抗氧化治療）。這一發現，正式拉開了氫分子生物學效應的研究和相關產業的序幕：

　　2007年日本醫科大學Ohsawa教授發現氫分子可清除人體自由基，對衰老及多種因自由基引起的慢性病，具有很的神奇治療作用。

　　2008年來自美國、德國、法國、瑞典、南韓的科研機構加入氫分子醫學效應研究中；同年來自日本醫科大學的太田成男教授發表「氫分子將給醫學界帶來革命性影響」的言論。

　　2009年日本率先突破氫分子難溶於水的技術難題，生產出飽和氫氣水，即水素水，也就是富氫水。

　　2010年由於水素水的熱銷，這一年，日本國內短時間內出現了30餘家水素水的生產廠商。

　　2011年日本福島核電站洩露，給水素水市場帶來井噴式增長，全年僅網路銷售額就達到200億日元。

2012年來自世界12個發達國家、1700名科研人員發表了450篇氫分子醫學效應論文，發現由自由基引起的62種疾病都具有良好的效果。此時，全球水素水（富氫水）市場已經迅速達到了220億美元的規模。

2013年年底氫分子生物學效應研究項目已經獲得「國家自然科學基金項目」29項，來自全國11家三甲醫院的170名醫生及科研人員加入氫分子生物學效應的研究當中。

水素水是建立在氫分子生物學效應上的產業，其採用日常飲用的手段無疑是從臨床到日常的最佳途徑。而氫氣由於難溶於水的化學性質，迫使生產水有著非常高的技術門檻。

水素水到底對我們的身體有什麼用？

來自第二軍醫大學的孫學軍教授在中國最早接觸氫分子生物學，在業界被譽為「中國氫分子生物學第一人」。孫教授告訴記者：「現代醫學認為物質的腐化是酸化（氧化）的過程，呼吸氧氣、吸煙飲酒及環境污染等都會使人體內產生大量過氧自由基，它會肆意破壞細胞組織，造成基因疾病和機體衰老。活性氫可以

有效祛除體內自由基，富氫水（水素水）具有超過維生素C、胡蘿蔔、卵磷脂等所有人類已知抗氧化物的抗氧化性，對過敏性皮炎、便秘、高血壓、糖尿病、癌症等由自由基引起的各類症狀都有強大的防護作用。經常飲用富氫水，能夠很好的促進新陳代謝，使每個細胞都能保持健康的狀態，祛除體銹，延緩衰老。」

孫教授還表示：氫分子生物效應以及富氫水行業雖然經歷著前所未有的發展速度，可是在整個「科學發現」的大歷史中它還屬於初期，這個過程有點類似現在很熱的3D印表機，1986年就有了人類史上第一台3D列印設備，當時也被很多人認為是天方夜譚，直到今天人們才廣泛關注。

氫分子醫學的風格更像是中醫，它更多體現在調理、預防、緩解、也可根據自身條件達到根治。所以它未來的前景更傾向於難以根治的慢性病和延緩衰老以及促進身體健康，但這意義已經足夠重大，它將影響整個醫療領域，改寫醫學界的歷史（2014年二月互聯網訊息）。

6. Chapter

21世紀の水革命

- ■飲用水演化史
- ■氫水（Hydrogen water）
- ■負氫離子的重要性
- ■負氫離子與身體健康
- ■負氫離子（H-）消除羥自由基（‧OH）負氫離子（H-）
  ＋氫氧自由基→水
- ■負氫離子（H-）能穿越BBB及血眼屏障（BEB）、
  腦血管障壁（BBB）
- ■對腦部的效用負氫離子（H-）能穿越腦血管障壁、
  血眼屏障的原理
- ■什麼是ORP值－氧化還原值？
- ■負離子、正離子對身體的效應
- ■我們必須認識「自由基」（活性氧）
- ■五種常見毒害身體的自由基
- ■自由基所引起的疾病
- ■好水的條件（富氫水）
- ■HOH的特性－小分子團水的分子團變小
- ■HDC溶存氫值測定（HydorogenDensityCounter）
- ■ＨＯＨ富氫水的三大特點
- ■ＨＯＨ富氫水好在哪裡？

大自然賦予H₂O的英文意義

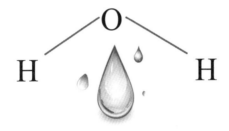

Hydrogen　offers　Health
氫　　　提供　　　健康

飲用水演化史

人類的健康與生活都離不開水，遠古不提，以近代來說，我們的飲用水也逐年在產生變化。

純淨水→礦泉水→電解水→富氫水

	自來水	分子團
1970年代	RO逆滲透水	大分子團水
1980年代	包裝飲用水、礦泉水	大分子團水
1990年代	電解水、鹼性水、能量水	大分子團水
2003年	水素水（鎂棒產生的氫水）	大分子團水
2010年迄今	負氫離子水	小分子團水

氫水（Hydrogen water）

　　氫是原子序數為1的化學元素，化學符號為H，在元素週期表中位於第一位。是最輕的，也是宇宙中含量最多的元素，大約佔據宇宙品質的75%。主星序上恒星的主要成分都是電漿態的氫。而在地球上，自然條件形成的游離態的氫單質相對罕見。

　　氫含1個質子，不含中子。在離子化合物中，氫原子可以得到一個電子成為氫陰離子（以H⁻表示）構成氫化物，也可以失去一個電子成為氫陽離子（以H⁺表示，簡稱氫離子），但氫離子實際上以更為複雜的形式存在。

氫除稀有氣體外，幾乎與所有元素都可形成化合物，存在於水和幾乎所有的有機物中。

氫在酸鹼化學中尤為重要，酸鹼反應中常存在氫離子的交換。氫作為最簡單的原子，在原子物理中有特別的理論價值。

氫的形態

負離子氫 H-	帶負電的氫原子，氫原子得到一個電子成為氫陰離子。
正離子氫 H+	帶正電的氫原子，氫原子失去一個電子成為氫陽離子。
氫分子 H_2	2個氫原子。
氫氣	氣體狀態氫。
氫水	用電解法、特殊吸藏法，使水中富含氫。
飽和氫水	富含飽和狀態的含氫水。

負氫離子的重要性

　　人類是利用呼吸作用中的氧，來燃燒食物裡的氫，藉此製造出負氫離子，東西在氧氣裡很容易燃燒，但氧本身不會燃燒的，會燃燒的是氫，氫不只會燃燒，還會爆炸，氫才是能量的來源。

　　人體共有60兆個細胞，細胞的核心是細胞的發電機粒線體，在他的中心一直轉個不停的就是TCA循環迴路叫做脫氫，會將食物的氫分離出來也是製造負氫離子的一個過程藉著燃燒養促成TCA循環中的酵素，反應來製造負氫離子。TCA循環迴路是一種酵素的名稱，在這裡它會製造H⁻釋出電子產生能量也就是ATP，要是從這裡可以自外部取得負氫離子，結果是它的作用會增強越轉越快。

　　我們所攝取的養分包括碳水化合物，葡萄糖，脂肪酸，蛋白質，胺基酸，這些營養素都是在這裡進行代謝利用。換句話說：只要各種營養素有效的燃燒就會產生加乘效果，能夠產生這種可能性就是H⁻。

　　食物裡最重要的其實是氫，人類是利用呼吸作用中的氧，來

燃燒食物裡的氫，將身體不需要的氧和碳排出體外也就是CO_2和H_2O，呼吸過程必要的氧它的副產品有2%～3%會變成有害的活性氧，H^-會釋出電子藉此消除活性氧自由基。具有很強的抗氧化效用H^-還會進入粒線體和菸鹼氨酸NAD共同作用，幫助ATP能量的產生，能夠消除代謝上的障礙，提高運動選手的體力，最後是那個一直在轉動得部分，它可以促進糖和脂肪等營養素的利用和代謝，也就是具有避免多餘的營養素吸收，讓身體有效利用必要營養素的作用。

負氫離子與身體健康

　　它會增強身體導電係數，平衡並維持身體的酸鹼度，使細胞間訊息交換良好。

　　它也是最強的抗氧化劑，可以移除細胞內外最毒的活性氧特別是烴氧基，它們是退化性疾病及老化的元兇。

　　一般抗氧化劑給自由基一個電子後，本身就變成一個較弱的自由基，負氫離子不一樣，不會變成另一個不穩定，且有傷害的自由基。

每一個氫原子超小，因此可以供應每克物質的電子數很龐大，是其他抗氧化劑的好幾百倍。

　　在體內形成一種特殊生物環境，讓有害的微生物像是酵母菌、細菌、病毒、寄生蟲無法生存，也不利癌細胞的存在。

　　所有體內的化學反應步驟都需要氫，足夠的氫會提升新陳代謝活動，包括酵素、荷爾蒙、肝臟、心臟、神經功能。

　　氫是生命燃料，氫攜帶氧進入細胞後，氧把氫燃燒產生ATP（能量），附帶產生純水，因此負氫離子是一個沒有熱量的細胞能量來源。

　　產生的水充份供應細胞。脫水的細胞它的細胞膜會塌陷像是漏氣的球，容易互相粘著，營養進毒素出會受阻礙，功能就會下降，甚至早衰、早死。

負氫離子（H-）消除羥自由基（‧OH）
負氫離子（H-）＋氫氧自由基→水

負氫離子（H-）消除羥自由基（‧OH）

負氫離子（H-）＋氫氧自由基→水

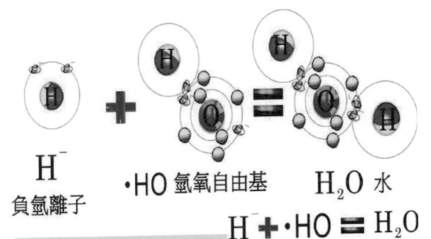

$$H^- + \cdot HO = H_2O$$

$$Mg + 2H_2O \rightarrow Mg(OH)_2 + H_2$$

氫氧自由基為毒害最強的自由基

負氫離子（H-）能穿越BBB及血眼屏障（BEB）、腦血管障壁（BBB）

負氫離子（H-）能穿越BBB及BEB

血眼屏障(BEB)、腦血管障壁(BBB)

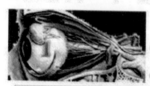

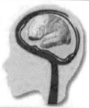

血眼屏障 (Blood-Eye Barrier; BEB)	腦血管障壁 (Blood-Brain Barrier; BBB)
血眼屏障包括血房水屏障、血視網膜屏障等結構，它使全身給藥時藥物在眼球內難以達到有效濃度，因此大部分眼病的有效藥物治療是局部給藥。脂溶性或小分子藥物比水溶性大分子藥物容易通過血眼屏障。	腦血管障壁指在血管和腦之間有一種選擇性地阻止媒些物質由血進入腦的「屏障」。 血管障壁幾乎不讓所有的物質通過，除了氫氣、氧氣、二氧化碳和血糖，大部分的藥和蛋白質由於分子結構過大，一般無法通過

對腦部的效用負氫離子（H-）能穿越腦血管障壁、血眼屏障的原理

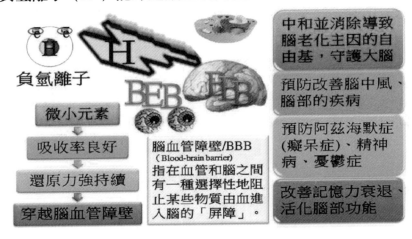

HOH富氫水－對腦部的效用

負氫離子（H-）能穿越腦血管障壁、血眼屏障的原理

負氫離子

微小元素

吸收率良好

還原力強持續

穿越腦血管障壁

腦血管障壁/BBB
（Blood-brain barrier）
指在血管和腦之間有一種選擇性地阻止某些物質由血進入腦的「屏障」。

中和並消除導致腦老化主因的自由基，守護大腦

預防改善腦中風、腦部的疾病

預防阿茲海默症（癡呆症）、精神病、憂鬱症

改善記憶力衰退、活化腦部功能

什麼是ORP值－氧化還原值？

所謂ORP指的是Oxidation（氧化）、Reduction（還原）、Potential（電位）的英文字母組合而成，稱之為氧化還原電位，用來測量物質的氧化程度，還原（抗氧化）程度則以數值mv單位表示。

具有氧化能力者以$^+$（正）表示。具有還原能力者以$-$（負）表示。一般家庭用自來水都是正電位表示含有氧化力，而水污染越嚴重的地方其正電位值越高。我們大多數人的身體都不斷的被氧化。

所謂「氧化」：意指生鏽、老化、腐化，而要防止被氧化就必須多食用具還原力的食物；特別是讓體內吸收有負電位還原能力的水分，對恢復健康最有幫助。

水溶液也可以測量它的氧化還原值ORP，或稱為「REDOX」值，藉以分辨它的化學反應是屬於氧化或還原。

氧化是分子或離子失去電子的過程，但通常氧化與還原是同時發生的，也就是一個元素若發生氧化，則另一個必然伴隨產生還原。

測量氧化還原電位（ORP），即是在量測黃金或白金電極與參考電極間的電位差。一般利用在pH電極（Ag/AgCl）中的參考電極，同樣也被使用在氧化還原電位的量測上。ORP電極通常被使用於監測許多化學反應過程，特別是逆反應。

負離子、正離子對身體的效應

負離子、正離子對身體的效應

對人體的效應	負離子	正離子
一般反應	鎮靜、催眠、鎮痛、鎮咳、止汗、增加食慾	刺激、失眠、碩痛、頭疼、寒熱煩燥、不舒服
血壓	降低	升高
脈搏	減慢	加速
血pH值	增高（偏鹼性）	降低（偏酸性）
血糖	降低	升高
血小板	減少	增加

尿量	增多	減少
疲勞後恢復	快	慢
支氣管織毛運動	增強	減弱
呼吸	減慢	加涑

我們必須認識「自由基」（活性氧）

什麼是「自由基」？

簡單的說，自由基，即活性氧。就是「帶有一個單獨不成對的電子的原子、分子或離子」，它們可能在人體的任何部位產生。例如，粒腺體，它是細胞內產生能量（進行氧化作用）的主要位置，因為是進行氧化作用的地方，因此也是產生自由基（過氧化物）的主要地點。

其實並不是所有的自由基都是對人體有害的，例如，一氧化氮，它是人體自行產生、具有許多功能、且相當重要的物質，不過當它因為某些原因而產生過量時，也會產生危害，造成疾病。人體內的自由基由有許多種，有人體自行合成，具有重要功能

的；或在新陳代謝過程中產生的；也有來自外界環境的。有些自由基相當活潑（通常是小分子量的物質），具有搶奪其他物質電子的特性，而分子量較大的自由基通常並不活躍。例如，維生素C、E自由基，他們可以利用自身結構的特性來穩定不成對的電子，所以並不太會攻擊別的物質。

　　這些較活潑、帶有不成對電子的自由基性質不穩定，具有搶奪其他物質的電子，使自己原本不成對的電子變得成對（較穩定）的特性。而被搶走電子的物質也可能變得不穩定，可能再去搶奪其他物質的電子，於是產生一連串的連鎖反應，造成這些被搶奪的物質遭到破壞。人體的老化和疾病，極可能就是從這個時候開始的。尤其是近年來位居十大死亡原因之首的癌症，其罪魁禍首便是自由基。

五種常見毒害身體的自由基

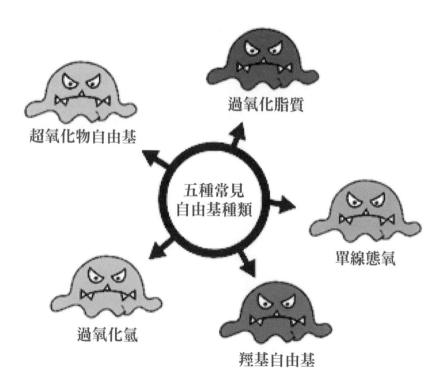

超氧化物自由基

過氧化脂質

五種常見
自由基種類

單線態氧

過氧化氫

羥基自由基

自由基所引起的疾病

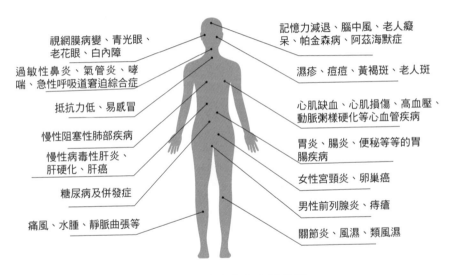

視網膜病變、青光眼、老花眼、白內障

過敏性鼻炎、氣管炎、哮喘、急性呼吸道窘迫綜合症

抵抗力低、易感冒

慢性阻塞性肺部疾病

慢性病毒性肝炎、肝硬化、肝癌

糖尿病及併發症

痛風、水腫、靜脈曲張等

記憶力減退、腦中風、老人癡呆、帕金森病、阿茲海默症

濕疹、痘痘、黃褐斑、老人斑

心肌缺血、心肌損傷、高血壓、動脈粥樣硬化等心血管疾病

胃炎、腸炎、便秘等等的胃腸疾病

女性宮頸炎、卵巢癌

男性前列腺炎、痔瘡

關節炎、風濕、類風濕

研究證實，至少有70種以上的疾病與自由基有關。

可以說，自由基是「萬病之源」。

好水的條件（富氫水）

好水的條件

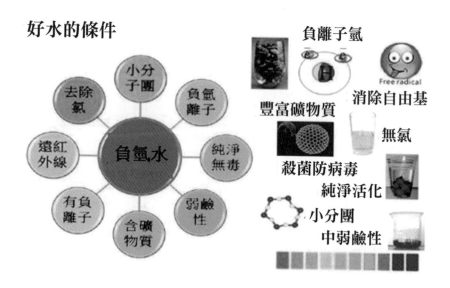

負離子氫

消除自由基

豐富礦物質

無氯

殺菌防病毒

純淨活化

小分團

中弱鹼性

HOH的特性－小分子團水的分子團變小

水的分子團變小

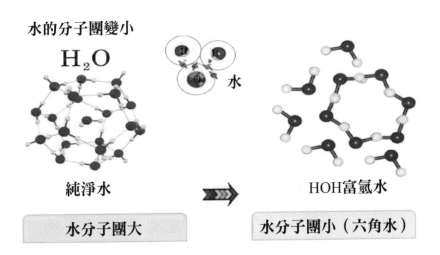

純淨水　　　　　　　　　　　　　HOH富氫水

水分子團大　　　　　　　　　水分子團小（六角水）

HDC溶存氫值測定
（Hydorogen Density Counter）

溶存氫是溶液中含氫原子、氫離子的濃度。溶存氫的測定則是測定液體中含氫的濃度。單位以ppb或ppm表達。

世界各地陸續發現可治病的奇蹟水（活水、山泉水、岩洞水）等，經科學檢測後都含有濃度不等的「氫」元素或是「重水」濃度較低。

Nordenau Phenomeno奇蹟的水

德國的Nordemau（諾爾登瑙）、法國的Loudes（盧德）、墨西哥的Tlacote（拉可蒂）、日本富士山的水，並列世界四大有名的天然泉水，含有氫的水。溶解氫（日本稱為溶存水素）的含量：

德國～諾爾登瑙→0.35PPb

法國～盧德泉→0.60PPb

墨西～哥拉可蒂→0.50PPb

日本～富士山→3.00PPb

　　表達溶液濃度時，1ppm即為1ug/ml；表達固體中成分含量時，1ppm即為1ug/g或1g/t。

　　1ppb為1ppm的千分之一。PPm是10的－6次方，PPb是10的－9次方。

ＨＯＨ富氫水的三大特點

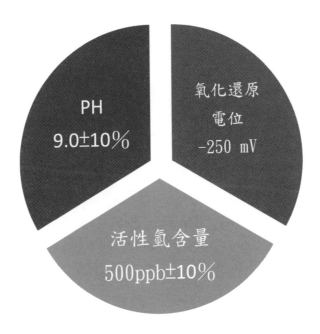

ＨＯＨ富氫水好在哪裡？

它把一般水的pH值調整至弱鹼性9.0±10%，有效改善身體體液酸化環境及幫助身體加速新陳代謝。鹼化體液，可以促進酵素活性，激化體內抗氧化作用，並中和體內的酸毒。

氧化還原電位ORP = -250mV，可使的水分子團小，易於人體吸收，促進新陳代謝，並使水中電位轉變 具良好之滲透性、溶解性。

氫本身就是一種最佳天然抗氧化劑 ，所以內含負氫離子的水具有很強的還原功能，可以中和身體血液和細胞裡的活性氧（自由基）。

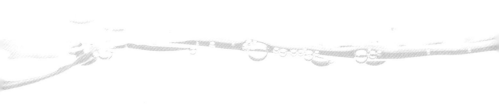

結　語

　　從上個世紀以來，地球的環境由於人類文明的進程，大肆被人類恣意破壞，最嚴重的莫過於水的污染。養殖業與工廠排出的廢水，使我們的生活周遭盡是有毒的水，進而人類也自食惡果——將健康的身體變成各種病痛的身體……

　　現代可以說是疾病氾濫的典型時代，什麼難病、奇病、不治之症……等，這些疾病到處氾濫，儘管醫學日新月異的發達，卻無法找到克服的方法，這是目前的情況。

　　我們之所以認為無法克服這些疾病，是因為我們對疾病的想法，在根本上產生了錯誤，因此才會有這種觀念。因此，治療方法也朝錯誤的方向前進，如果任其發展下去，難病、奇病、不治之症等會腐蝕現代人，甚至還會產生新的疾病。

　　當然奇奇怪怪的病產生了，藥商也會推出一些奇奇怪怪的新藥來對應，能不能治病是一回事，你吃藥、他賺足了鈔票，皆大歡喜？

如果說現代人在人類歷史上，最常與糖尿病、高血壓、肝臟病、癌症等結下不解之緣，這話一點也不誇大。即使有的人不曾罹患這些成人病，卻多多少少有某種程度的疾病。

最大的原因，莫過於飽食，又缺乏運動。過度飽食的傾向並不是在美食時代來臨以後才出現的，其實很久以前，就已經有跡可尋了。

而更妙的是，現代人不去運動卻喜歡吃各種藥來替代，因此各種健康食品、維生素氾濫成災，有人一餐要吞18顆，一天下來、一月下來，成績可觀！可憐他的胃腸、他的肝與他的腎，老是有做不完的工……

其實，水是最好的藥，就如同日本研究水的權威林秀光博士所說：「把水改為良好水質，就能避免癌症以及其他疾病。」因此與其猛吞健康小藥丸，不如改喝好水。

日文的「水素水」就是中文的「氫水」也就是「富氫水」，說它是21世紀的水革命，也不為過。水本來就是生命的泉源，而富氫水更是現代人健康的新選擇！

換言之，水素水（富氫水）能調解身體功能，使之平衡，並維持健康。當細胞的功能降低時，也就是發生疾病之前，能展開促進細胞分裂，以健康的細胞取而代之的活動。這意謂著在疾病的預防方面，也能夠積極的發揮力量。

不過，以健康的維持和疾病的預防為目的時，其效果是十分「個人化」的，希望各位能夠了解這一點。如果覺得身體某個部位不舒服時，要重視並諮詢專業醫生，進行改善。但是，所謂的健康，情況會因人而異，每個人生命的能量都會有各別的差異，對於健康狀態到底有何程度的了解，也會各有不同。

　　總之，為了改善身體的健康，飲用好水是今後的趨，有了好水就有好的生命。

國家圖書館出版品預行編目資料

水是百藥之王／張明玉／主編，-- 初版 --
；－新北市：新BOOK HOUSE，2018.08
　　面；　公分
　　　ISBN　978-986-96415-2-4 (平裝)
　1.水　2.健康法

411.41　　　　　　　　　　　　　　107007246

水是百藥之王

張明玉／主編

新
BOOK
HOUSE

〔出版者〕

電話：(02) 8666-5711
傳真：(02) 8666-5833
E-mail：service@xcsbook.com.tw

〔總經銷〕聯合發行股份有限公司
　　　　　新北市新店區寶橋路235巷6弄6號2樓
　　　　　電話：(02) 2917-8022
　　　　　傳真：(02) 2915-6275

印前作業　東豪印刷事業有限公司

初版一刷　2018年8月